発達障害のある人との
コミュニケーションに役立つ

コミュニケーションパートナー
ハンドブック

編著　佐竹 恒夫

倉井 成子

東江 浩美

構成・編集　大岡 千恵子

NPO法人言語発達障害研究会

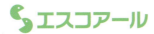

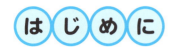

コミュニケーションパートナーとは

　人がコミュニケーションを取る相手のことを広くコミュニケーションパートナー[1]といいます。言語発達障害[2]のある人は地域生活の中で様々な人と関わって暮らしています。一番身近な存在である家族を始めとして、近所に住む人たち、よく行くコンビニの店員、駅員やバスの運転手、交番の警察官、かかりつけの医療機関の医師や看護師、保育園や幼稚園・学校の友人や先生、児童発達支援センターの理学療法士・作業療法士・言語聴覚士・心理士、放課後等デイサービスの指導員、レスパイトや余暇支援のスタッフやガイドヘルパーなど、地域で接する人たちは「みんながコミュニケーションパートナー！」です。

　コミュニケーションパートナーが言語発達障害児者とのコミュニケーションを活発に、かつ円滑にすると、地域で生活する言語発達障害児者の生活の質（QOL）が向上します。

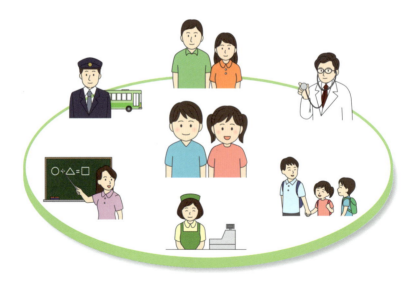

みんながコミュニケーションパートナー！

広がるコミュニケーションパートナーと言語聴覚士の役割

　近年、言語発達障害のある人が家庭や学校以外で過ごす場面が多様となってきています。従来「専門家」と言われてきた療育や教育スタッフ以外に、放課後等デイサービスやショートステイに携わるスタッフやガイドヘルパーなどへと、コミュニケーションパートナーは急速に拡大してきました。

　言語聴覚士（ST）は言語やコミュニケーションに障害のある人の支援を行う「ことば」の専門家です。言語やコミュニケーションに障害のある人たちを直接治療したり指導するだけでなく、言語発達障害児者と周囲の人たちとの間に円滑なコミュニケーションが成立するように、周囲へ働きかけることも言語聴覚士の重要な役割です。

　近年のコミュニケーションパートナーの拡大に伴い、言語聴覚士の役割はいっそう重要となってきたといえます。

コミュニケーションパートナー向けハンドブック作成に向けて

　NPO法人言語発達障害研究会は言語聴覚士が中心となって活動している団体です。言語発達障害研究会では、コミュニケーションパートナーへの支援のために、2012年に「コミュニケーションパートナー育成支援セミナー」を初めて開催しました。2013年には独立行政法人福祉医療機構社会福祉振興助成のもとに実態調査を実施し、再度セミナーを開催しました。実態調査の結果、コミュニケーションパートナーの方々は、分かりやすい伝え方を工夫したり、子どもの興味に合わせた活動を取り入れているのですが、対応に困り不安を感じているという現状が分かりました。「どれくらいことばを理解しているのか分からない」、「自分たちの思っていることがうまく伝えられない」、「意志疎通が難しい」「パニック時の対応が分からない」など、接し方に不安を抱えており、適切な対応方法について知るために、マニュアルの出版や研修の機会を希望していました。

　そこで、今回、言語発達障害研究会では、コミュニケーションパートナーの方々に向けて、言語発達障害児者と接するときに必要な基礎知識や、具体的な工夫が書かれたハンドブックを作成することにしました。

言語やコミュニケーションに障害のあるお子さんや大人の方はいろいろな思いをもって生活をしていると思います。支援する人は、言語発達障害児者とのコミュニケーションがうまくとれない時、彼らの思いをどうしたら汲み取れるか、一人一人の立場に立ってみて想像してみることが大切なのではないでしょうか。

この本の内容

　このハンドブックでは、発達・障害・コミュニケーションを理解するための視点や知識、普段から使える効果的な工夫について、いろいろな場面での支援の方法を豊富な具体例をあげながら解説しています。具体例は、言語聴覚士が日々の臨床で経験した事例に加え、福祉機関でのインタビューや「コミュニケーションパートナー育成支援セミナー」でのディスカッションの場面で、コミュニケーションパートナーの方々からあがった事例で構成されています。

　子どもは、日常生活をともにする大人とのコミュニケーションを通して成長していきます。コミュニケーションパートナーが、個々の言語発達障害児者に適したコミュニケーションの仕方やちょっとした工夫をすることで、ひとりひとりの生活の質（QOL）は向上することでしょう。読者の皆様には、支援の基本をおさえながら、日頃の関わりやコミュニケーション支援にハンドブックを活用していただければと思います。個々の発達段階や特性に合わせた働きかけを工夫することで、言語発達障害児者自身も、周囲も、お互いにコミュニケーションが取りやすくなりコミュニケーションが広がることを実感していただければ幸いです。

---

1) コミュニケーションパートナー：AAC（拡大・代替コミュニケーション）の領域などで広く用いられている。
　（Beukelman,D. & Mirenda,P.:Augmentative and alternative communication. 2nd ed. Paul H. Brookes, Baltimore, 1998）
2) 言語発達障害：「ことばが遅い」「周囲の言っていることが分からない」「会話が成立しない」など、言語とコミュニケーションに何らかの発達的な遅れや偏りがある状態をいう。言語発達障害の原因となる障害は、聴覚障害、知的障害、肢体不自由（脳性麻痺など）、自閉症スペクトラム障害（ASD）、学習障害（LD）、読み書き障害（ディスレクシア）、注意欠陥多動性障害（ADHD）、それらの重複障害（難聴と知的障害など）などである。

はじめに　2
このハンドブックの活用のために　～使い方ガイド～　8

コミュニケーション支援の基本 1　11
❶ 発達に応じたコミュニケーション支援　12
コラム1　ことばが不明瞭　27
❷ 確認してみよう　～コミュニケーションの取り方～　28

●具体的な場面から～活動に沿って

活動を始めるとき（活動の開始・予告）　39
- 場面1　予定が気になって、何度も聞きに来る　40
  - コラム2　急な予定の変更には　45
  - コラム3　非日常的な場面でのコミュニケーション　45
- 場面2　「食事ですよ！」の声かけで混乱　46
- 場面3　好きな活動のはずなのに始まるとパニックに　52
  - コラム4　予告で次の予定が分かっても、できないことも　57
  - コラム5　自分で選ぶことで安定する　57
  - コラム6　社会的ルールとの兼ね合い　58

活動しているとき　－活動中－　59

＜ゲームや課題をしているとき＞
- 場面4　ルールどおりにできない　60
- 場面5　ゲームオーバーしたら泣いてしまう　64
- 場面6　ハンドリングで要求するけど何をしてほしいのか分からない　68
  - コラム7　要求が出やすい環境を作ってみる　72
  - コラム8　気持ちを表に出しにくく誤解されやすい子ども　72

コミュニケーション支援の基本 2　　　　　　　　　　　　　　　　73
③ 止まって待つ（関わり方のポイント）　　　　　　　　　　　　74
④ コミュニケーションを取るときの留意点　　　　　　　　　　　84

- 場面 7　課題ができないと床にひっくり返ったり、部屋から出てしまう　　86

＜食べたり飲んだりしているとき＞

- 場面 8　はいーいいえの意志表示が読み取れない　　　　　　　　92
- 場面 9　予告カードを使っているうちに、いつの間にか！　　　100
  - コラム 9　視覚的支援（絵カード）での「予告と要求」について　　105

＜外出しているとき＞

- 場面 10　2 時間かけて行ったのに、目的地には 10 分しかいない　　106
  - コラム 10　まわりが発想を変える　　　　　　　　　　　　110
  - コラム 11　提案と相談　　　　　　　　　　　　　　　　111
- 場面 11　行きたいお店と違うとひっくり返って泣き叫ぶ　　　112
  - コラム 12　予告しなくても分かっているという子どもの場合　118
  - コラム 13　子どもに分かる手がかりで　　　　　　　　　　118

活動の合間　　　　　　　　　　　　　　　　　　　　　　119

- 場面 12　迎えの時間まで落ち着いて待てない　　　　　　　　120

コミュニケーション支援の基本 3　　　　　　　　　　　　　　　125
⑤ コミュニケーション機能について　　　　　　　　　　　　126
⑥ コミュニケーション手段のいろいろ　　　　　　　　　　　128
⑦ AAC（拡大・代替コミュニケーション）と VOCA（音声出力会話補助装置）　129

活動を終えるとき　　　　　　　　　　　　　　　　　　　135

- 場面 13　分かっているけど遊びをおしまいにできない　　　　136
  - コラム 14　「分かる」って？　　　　　　　　　　　　　　140
  - コラム 15　ルーティンな行動　　　　　　　　　　　　　141

コラム 16	自分で行動して納得する －行動による自己調整－	141
・場面 14	声かけだけでは見通しが持ちにくい	142

会話を拡げる －話題、興味・関心－　147

・場面 15	話題が拡がらない	148
・場面 16	何度も同じことを聞いてくる　話題が限られている	152
コラム 17	話題を拡げる身近な素材	157
・場面 17	なぞなぞのヒントが出せない	158
コラム 18	すぐに次の段階を目指す（縦への上昇）のではなく、今できることを広げ（横への拡大）、定着	162
コラム 19	子どもも大人も"楽"に、楽しみながら	163

支援・情報を共有するために －連携・引き継ぎ・情報交換－　165

・場面 18	お友達を叩いてしまう	166

コミュニケーション支援の基本 4　171

❽ パニック・自傷・他害へのアプローチ　172

❾ 情報を共有するための手立て　177
　－「サポートブック」や「サポートシート」の基本－

・保護者のインタビューから　182
　　　保護者と関係機関との情報交換・共有の例から

・場面 19　「大丈夫！」って、本当に大丈夫？　188
　　　　　－保護者からの引き継ぎは－

あとがき　196

文献一覧　199

キーワード・索引　200

これが知りたい・こんなことに困っていたら　210

このハンドブックの活用のために
～使い方ガイド～

各場面では

　様々な「こんなときどうしよう」という場面を、活動の流れに沿って取り上げ、「こうしたらこうなった」という実際の工夫について紹介していきます。コミュニケーションの発達や特徴に合わせて、本人の立場で考えてみましょう。

　年齢や状況の違う場合のヒントについても取り上げました。専門家からのアドバイスも参考に、適切な支援を考えてみましょう。思い込みがちなところを「発想の転換」をして先入観から間違った関わりをしてしまうことがないようにしましょう。

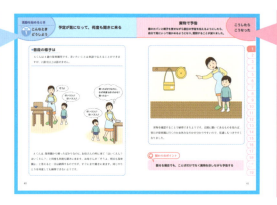

こんなときどうしよう
実際の事例を取り上げています。

こうしたらこうなった
実際にどのように工夫したのか、支援のポイントについてもまとめてあります。

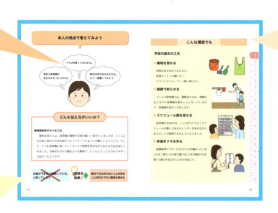

本人の視点で考えてみよう

こんな場面でも
年齢や状況が違う場合のヒントです。

発想を転換！
思い込みがちなところを取り上げています。

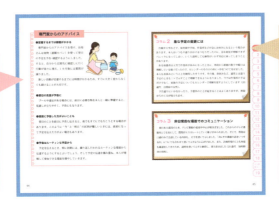

**専門家からの
アドバイス**

よりよい関わりのためのアドバイスです。

コラム

コミュニケーションについての知識や、大切な視点などについてまとめました。

コミュニケーション支援の基本 1 ～ 4 では

　コミュニケーションパートナーとして必要なことを取り上げています。また自分のコミュニケーションが適切だったのかを振り返ったり、確認してみましょう。

❶ 発達に応じたコミュニケーション支援
❷ 確認してみよう　～コミュニケーションの取り方～
❸ 止まって待つ（関わり方のポイント）
❹ コミュニケーションを取る時の留意点
❺ コミュニケーション機能について
❻ コミュニケーション手段のいろいろ
❼ AAC（拡大・代替コミュニケーション）と VOCA（音声出力会話補助装置）
❽ パニック・自傷・他害へのアプローチ
❾ 情報を共有するための手立て －「サポートブック」や「サポートシート」の基本 －

コラム

発達や障害を理解するための視点や知識についてまとめています。

- **コラム 1** ことばが不明瞭
- **コラム 2** 急な予定の変更には
- **コラム 3** 非日常的な場面でのコミュニケーション
- **コラム 4** 予告で次の予定が分かっても、できないことも
- **コラム 5** 自分で選ぶことで安定する
- **コラム 6** 社会的ルールとの兼ね合い
- **コラム 7** 要求が出やすい環境を作ってみる
- **コラム 8** 気持ちを表に出しにくく誤解されやすい子ども
- **コラム 9** 視覚的支援（絵カード）での「予告と要求」について
- **コラム 10** まわりが発想を変える
- **コラム 11** 提案と相談
- **コラム 12** 予告しなくても分かっているという子どもの場合
- **コラム 13** 子どもに分かる手がかりで
- **コラム 14** 「分かる」って？
- **コラム 15** ルーティンな行動
- **コラム 16** 自分で行動して納得する －行動による自己調整－
- **コラム 17** 話題を拡げる身近な素材
- **コラム 18** すぐに次の段階を目指す（縦への上昇）のではなく、今できることを広げ（横への拡大）、定着
- **コラム 19** 子どもも大人も"楽"に、楽しみながら

こんな使い方も

　巻末の「キーワード・索引」「これが知りたい」を活用してみましょう。「同じ機器がどこかで使われていたはず」「ゲームのときの対応をまとめて知りたい」など、知りたいことをキーワードや困っていることから調べていくことができます。活用して関わりを深めていきましょう。

コミュニケーション支援の基本 1

1 発達に応じたコミュニケーション支援

1. ことばを理解していない段階（段階1～段階2）
2. 単語が分かる（聞いて理解する）ようになった段階（段階3）
3. 2語文が分かるようになった段階（段階4-1）
4. 3語文以上が分かるようになった段階（段階4-2～段階5）

2 確認してみよう ～コミュニケーションの取り方～

コミュニケーションチェック 10ポイント

　コミュニケーションパートナーにとって大切なことは、言語やコミュニケーションに障害のあるお子さんや大人の意向・意志・気持ちを読み取り理解することです。
　そのためには、言語発達の段階やコミュニケーションの方法についての基本を知っておくとよいでしょう。

❶ 発達に応じたコミュニケーション支援

　コミュニケーションは順を追って、積み重なるように発達します。本人にあった対応をするためには、その人がどの発達段階にあるのかを理解することが大切です。定型発達の子どものことばの発達段階を参考に考えてみましょう。

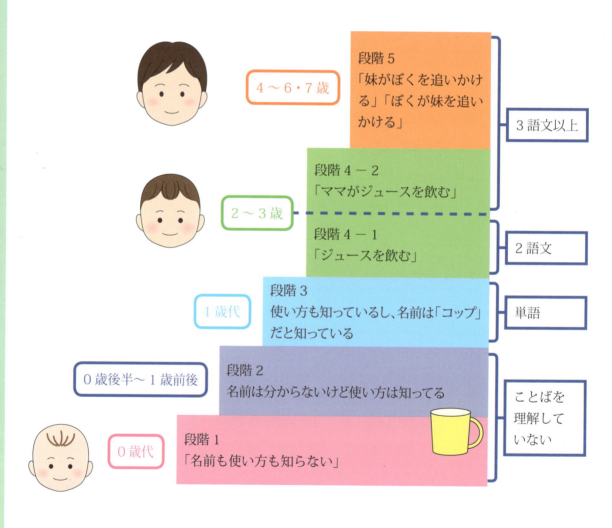

「国リハ式＜S－S法＞言語発達滞検査マニュアル（改訂第4版）」を参照して作成

ことば・コミュニケーションの発達段階

　定型発達の子どもの様子を参考にしながら、どのようなことを目標にして、どのように関わることが大切かを述べたいと思います。
　ことばの理解の発達段階は以下のような段階に分けることができます。

1. ことばを理解していない段階（段階1　事物・事態の理解困難～段階2　事物の基礎概念）
2. 単語が分かる（聞いて理解する）ようになった段階（段階3　事物の記号）
3. 2語文が分かるようになった段階（段階4-1　2語連鎖）
4. 3語文以上が分かるようになった段階（段階4-2　3語連鎖～段階5　統語方略）

1. ことばを理解していない段階
（段階1　事物・事態の理解困難～段階2　事物の基礎概念）

定型発達児の様子

● 周囲の物や状況が理解できない段階（段階1）0歳前半
● 少し分かってきた段階（段階2）0歳後半
　・身近な物の意味が分かり、人の区別ができ始めます。
　・ことばはまだ出ませんが12カ月に近づくと分かることばが少しずつ増えます。
　・コミュニケーションの基盤が発達
　　物のやり取り、視線の共有、社会的参照［大人の表情や態度をみる行動：よく知らない人に会ったときや知らない場所に来たとき、大人（主として母親）の表情や態度を見て自分の振る舞い方を決めようとすること］などが発達していきます。
　　<u>要求の仕方</u>　視線、物を示す、相手の手を引っ張るハンドリングです。指さし、構えで示すことが多く、絵カードや身ぶりでの意志表示は困難です。
　　<u>拒否</u>　顔をそむける、のけぞる、嫌な食べ物は舌で押し出すなどです。

　これを参考に、ことばに遅れのある子どもの目標や関わり方について考えます。

1) 目標

- 身のまわりの物・人・状況に関心をもち、それらの意味が分かるようになる。
- 人と関わることの楽しさや、有効性などを知るようになる。
- 要求や拒否、注意喚起ができるようになる。視線を合わせることができるようになる。

2) 関わり方

(1) 生活の流れを一定にする

　生活の流れ（活動の順番）を一定にし、そこで使う物をいつも同じ物にすることで、次の行動の予測ができるようにします。

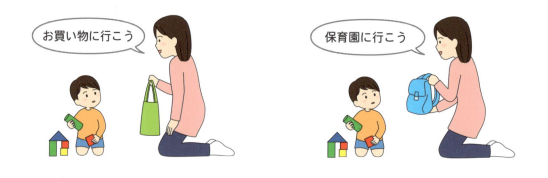

　この段階の子どもは周囲の物や人、状況への関心が十分ではありません。活動の順番やそこで使われる物を一定にし、決まったことばをかけることが大切です（外出時には決まったカバンを子どもに見せ"お出かけしよう"とことばをかけます）。そのような働きかけを続けていくと、子どもは次第に物を見て次に起きる事態を予測できるようになるでしょう（場面1：P40参照）。

(2) 子ども自身が生活の活動に参加する機会を用意する

ゴミ捨てや片付けのような簡単な活動を、介助しながら一緒にします。

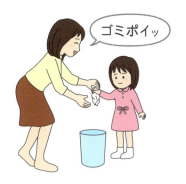
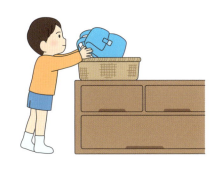

片付けは子どもが物を持つ機会となります。物を持っているときは、物への子どもの注意が高まるときですので、そのとき「お片付け」、「ナイナイ」などとことばをかけたり、あるいは物の名前を言って聞かせると、持っている物への認識が高まると同時にことばとの結び付きを促す機会になります。

食事など毎日必ず行う活動の中で、子どもにできそうな部分を取り上げ、初めは介助しながら、そして少しずつ一人でやってもらうようにするとよいでしょう。上の図のようにゴミ捨てやリュックの片付けの他にも、食べ終わったお皿をお盆に片付ける、脱いだ洋服を決まったカゴに入れるなどが取り入れやすい活動です。

(3) 具体的で短いことばかけや身ぶりも使って働きかける

今すぐではなくても将来、物には名前があることに気づけるように、子どもが物を持っているときに、成人語だけでなく幼児語、身ぶりを用いて働きかけましょう。

(4) 子どもと視線を合わせるようにする

物を渡すとき、子どもと視線が合うように配慮します。渡す人は物を自分の目の近くに持ってくると子どもと視線が合いやすいです。

(5) 要求や拒否、注意喚起ができるように働きかける

● おかわりするとき、お皿やコップなどをそっと差し出すことや「ちょうだい」の身ぶりをするように促しましょう（要求）。

- 嫌いな食べ物などを拒否するとき、そっと手で押しやる、相手に渡す、箱に入れるように促しましょう（拒否）。
- 相手の注意を自分に向かせたいときは、そっと相手の肩や腕に触れさせるように促しましょう（注意喚起）。
- 大事なポイントは「ちょうだい」や「そっと」のやり方を手を取って教えていくことです。例えば他人の食べ物を取ってしまうと、まわりとトラブルになりがちですが、「ちょうだい」を介助しながら教えていると、次第に何か欲しいときは「ちょうだい」の身ぶりをすることが増え、まわりとのトラブルの減少に役立つでしょう。

　また、要求や拒否、注意喚起を子どもが「そっと」できるように、「そっと」の力加減を手を取って教えることも大切です。「そっと」の力加減が分からず、乱暴になってしまい、まわりから叱られたり、嫌がられたりすることがよくあります。周囲の大人や子どもに受け入れられるよう「そっと」の力加減を教えましょう。

　社会的に容認された方法で要求、拒否、注意喚起といったコミュニケーションのやり方を学習することで、相手に自分の意図が伝わることが分かると、子どもが安定することがあります。例えば、何か欲しいのだが、周囲の人に訴える方法が分からないため、泣いたり怒ったり、噛んだり、頭突きをしたりするような子どもに、相手の肩や腕にそっと触れるやり方を教えているうちに、子どもはそうすることで周囲の人が自分に注意を向けてくれることが分かり、落ち着いてきたという例もあります。

(6) 遊びの拡大

　遊びは楽しみながら物の操作を学習したり、人との関わりを育てていく場でもあります。発達が初期のレベルでは、子どもに遊び方の見本を見せても関心を示すことが少ないですが、遊び相手が子どもの遊び方を模倣すると関心を示し、そこから遊びの内容や人との関係が発展することもあります。物を一度に全部渡すのではなく、視線が合うように気を付けながら1つずつ渡すような関わり方も大切です。身体を使った遊び（身体遊び）や手遊びは多くの子どもが好み、かつ相手をしてくれる人が必要な遊びなので、"もっとやってほしい"と相手に要求をするようになることがよくみられます。

2. 単語が分かる（聞いて理解する）ようになった段階
（段階3　事物の記号）

定型発達児の様子

物の名前が理解できる段階

- 見えない所の物をことばで言われて持ってきたり、絵本を見ているときに「ワンワンはどれ」、「食べているのはどれ」のように物や動作などをたずねられると絵をさせます。
- ことばを模倣したり、不明瞭でも自発的に話し始めることもありますが、まだ話せないことも多いです。
- 要求や拒否、注意喚起、報告などを、ことば、指さし、「アッア」などの声で表します。

1) 目標

- 分かる単語が増える（名詞だけでなく動詞や形容詞なども）。
- 2語文が分かるようになる。
- 要求や拒否、注意喚起、報告がどのような手段でもよいからできるようになる。
- 視線を合わせることができるようになる。

2) 関わり方

(1) 生活の流れを一定にする

　ことばが分からない段階と同様の配慮が必要です。

(2) 子ども自身が生活の活動に参加する機会を用意する

　単語が分かるようになってもまだ周囲の物、人、状況の認識は十分ではないので、ことばを理解していない段階と同じような配慮が必要です。

(3) ことばのかけ方

●物や人の名前だけでなく動作や状態についてもことばかけをします。

いろいろな物や人の名前が分かるようになって来たら、日常的に動作（動詞）や状態（形容詞）、簡単な２語文を聞かせることが大切です。

●周囲の人は成人語だけでなく、幼児語、擬音をふんだんに使うようにします。

身ぶりもできるだけ使用することが望ましいです。場合によっては絵カード（次項：コミュニケーション参照）なども併用します。

幼児語や擬音は物や状況を成人語よりイメージしやすく、また発音も子どもが出しやすい音の繰り返しで構成されていることば（「ワンワン」、「ブーブー」など）が多いです。身ぶりも同様でその動作は物や動作をイメージしやすいです。身ぶりと同時にことばをかけると（歯を磨く動作と「シュッシュ」、「歯磨きしよう」）より効果的です。成人語を模倣することや自発的に話すことが難しくても、幼児語、擬音、身ぶりの模倣は子どもにとってやりやすく、その後自発につながることも多いです。

●話せない子どもはまだ多いですが、話し方は不明瞭です。

単語の一部で話す（「りんご」を「ゴ」という）、単語全体を不明瞭に話す（「りんご」を「イーオ」）ようになる子どももいます。また身ぶりで表現する場合もあります。これらの表現は大切なので直さないで周囲の人は「りんごだね」と正しいことばを返してあげましょう。

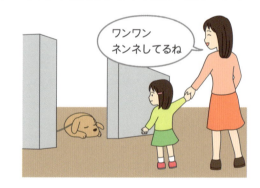

(4) コミュニケーション

理解を促す工夫

●実物、絵カード、写真の利用

日常ではまだ周囲の人の言っていることが分からない場合も多いので、実物、絵、写真を見せながらことばかけをすると分かりやすくなります。

実物、絵カード、写真を併せて使っているうちに、それらがなくてもことばだけで分かるようになることがしばしばみられます。

子どもの表現

　まだ子どもが自分の要求をことばで表現できないことも多々あります。相手の手を引っ張ったり（ハンドリング）、身ぶりで表現するときは受け入れてあげましょう。

　視線を合わせることや、要求、拒否の表現は、「1.ことばを理解していない段階」と同じように配慮します。

3．2語文が分かるようになった段階
（段階4－1　2語連鎖）

　定型発達児でも2語文の段階（2歳前半）と3語文以上の段階（2歳前半～就学前後）では様子が異なり、発達障害児の場合にも当てはまることが多いので分けて考えてみます。

定型発達児の様子

「ママの目」、「○○と○○持ってきて」など2語つなげた言い方が分かります。
- 周囲の人からの話しかけはかなり分かるようになり、反応も早くなります。
- 会話は決まったことなら応答するが質問が分からない時は無反応です。目の前にないことは理解が難しいです。
- 自己と他者の区別ができつつあるがまだ不十分なため、人の物を取ってしまったりすることも多いです。
- 「だだこね」が多く扱いにくい面があります。
- 2語つなげて話せる子どももいる一方、単語が主ということも多いです。
- 「何？」と聞くことが増えます。

1）目標

- 分かる単語が増える（名詞だけでなく動詞や形容詞などがさらに増える）。
- 2語文の理解が増え、3語文が理解できるようになる。
- 要求や拒否、報告、注意喚起などがことばでできる。また簡単な質問に答える。

2) 関わり方

(1) ことばのかけ方

●いろいろな単語を、子どもが見ているときに聞かせます。

家の中で、散歩の途中で、お店で、物の名前の他に所有者、色、大きさ、感じたこと・気持ちを表すことば（痛い・キレイ・冷たい）、動詞などを含んだ2〜3語文で聞かせます。

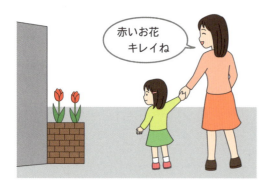
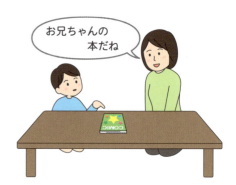

●話せるようになっても単語だけという状態は多くあります。

子どもが単語で話してきたときには、周囲の人は2語〜3語文で子どもの言い方を広げて聞かせます。例えば「○○ちょうだい」（要求）、「○○あった」（報告）、「ママ見て」（注意喚起）などのような2〜3語文で子どもに返します。ただし、無理に模倣させないようにします。

(2) 質問と応答

「何歳？」「お名前は？」のような簡単な質問をしても応じないということも2歳前半でよくみられます。おそらく子どもにとっては質問の意味が理解できない、あるいは答え方が分からないのではないかと考えられるので、「何歳？」と質問してから「2歳」と言ってみせて答え方を同時に聞かせましょう。

(3) 困った行動への対応

●人の物を取ってしまう

　人の物を取ってしまうことはこの段階の子どもでは、それほど珍しくない行動です。自己と他者の区別がまだ不十分なためかもしれません。他の子どものおもちゃを取ってしまうようなとき、2歳前半の子どもにとっては、「かして」、「ちょうだい」などを言うのはまだ難しいことでしょう。でも、まわりの人は、子どもが将来そのような場面に出会ったとき、「かして」、「ちょうだい」と言えるように丁寧に繰り返し働きかけましょう。

●だだこね

　自分のしたいこと、欲しい物などを上手にことばで表現できず、だだをこねて周囲を困らせることも多くみられます。例えば靴下をはかせようとすると身体をそらせて拒否する、遊びを中断させられて泣き叫び周囲が説得しても聞き入れないなど多く経験するでしょう。そのようなときは子どもの主体性を尊重して靴下なら2足見せて子どもに選ばせる、泣き叫んでしまう場合は何か好きなものを見せて気持ちの切り替えを図ってみるなどよいかもしれません。また、ブランコやすべり台などで順番が待てないときは、「じゅんばん（順番）」ということばをかけ、待つことができるよう促していくことも大切です。

4．3語文以上が分かるようになった段階
（段階4－2　3語連鎖～段階5　統語方略）

> **定型発達児の様子**
>
> 3語連鎖の段階になると簡単な会話ができたり、絵本やテレビなどの物語にも関心を示したり、近い過去のことなら記憶していて経験を話すこともできる子どもが増えます。
>
> ・3歳前後では気持ちを上手に説明できないことも多く、怒ったり、泣いたりすることもあります。
> ・自己の行動コントロールが徐々にでき始めます。
> ・発達段階が4歳程度以上になると説明能力が向上し、ことばで物事が考えられるようになり、また5、6歳になると、内容や話し方を調整しながら人と会話ができるようになります。

1）目標

- 語彙（昨日、今日、明日などの抽象的な語彙や、「果物」、「飲み物」などの、より上位の意味を持つ語彙の理解・表現）がさらに拡大する。
- 3語文～多語文の理解・表現の発達、文法的知識の獲得・拡大、説明能力が向上する。
- コミュニケーション機能が分化する（要求、報告、感情の表現、自己の行動調整、質問－応答など）。
- いろいろなことに興味・関心を拡大する。

2）関わり方

(1) ことばのかけ方

●食べ物、動物、乗り物のような上位語や、昨日、今日、明日、今度など時間に関することばを意識して聞かせていきます。この段階になると名詞や動詞など語彙

はかなり獲得されているので周囲の人はより難易度の高い単語を聞かせるとよいでしょう。

- 2語文や3語文以上で話せる子どもが増えてきますが、不明瞭な発音や助詞の間違いも多いです。誤りを指摘したり、言い直しをさせると話すことが嫌いになってしまうかもしれないので、無理に直さず、正しい文を聞かせます。

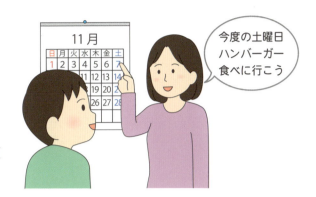

(2) 説明能力の向上

- 説明能力の向上を促す働きかけはたくさんありますが、なぞなぞ遊びもその一つです。なぞなぞ遊びは単語を文で説明することを子どもに教えやすい遊びです。たとえば「雨のとき、さすものなんだ」という質問から「傘は雨のときさすものです」という文を導くことができます。初めは物や絵があるほうが分かりやすいでしょう。

- 子どもが見ていること、やっていることを"実況中継"して聞かせます。あるいは子どもの気持ちを推測して表現してやります。そうすることで、こういう場合はこのような文で表現するのがふさわしいということを子どもが学習できる機会を提供します。

(3) コミュニケーションの促進、会話を促す

要求、報告

- 要求する表現を拡げます。「ちょうだい」のような直接的要求表現だけでなく「○○しよう」「○○していい？」などの勧誘、許可の言い方も使えるようになるとコミュニケーションが円滑になることを教えます。
- 「できた」、「終わった」などの報告を促します。
- 「分かりません」、「教えて」などが言えるように働きかけます。

会話が困難な場合

●質問と応答のモデルを聞かせます。
●答えの選択肢を用意します。

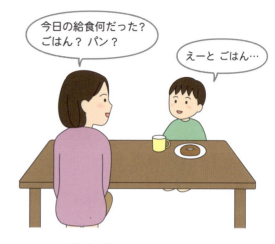

　質問に答えられない場合、疑問詞の意味やその答え方が分からないと推測されるので、質問者が答えも一緒に示すのも一つの方法です。また「今日何して遊んだの？　ブランコ？　滑り台？」のように答え方の選択肢を与えることは日常生活でも行われていると思います。

自分の気持ちの表現、相手の気持ちの理解

●子どもの気持ちを代弁します。

　よくしゃべるようになっても、気持ちの表現ができないため、急に怒ったり、泣き叫んでいる子をよく見かけます。

　例えばペットボトルのふたを自分で開けたかったのに、お母さんが開けてしまったとか、公園で夢中で遊んでいる子どもにお母さんが「お家に帰ろう」と言うと、本人はもっと遊びたいので帰ろうとせず叱られるなどでしょう。

　「こうしたかったのに」とか「シューとすべるととても気持ちがいいからやめたくないのに」などの子どもの気持ちを想像してあげましょう。そして、子どもの気持ちを察してことばで表現してみせましょう（気持ちの代弁）。「もっと遊びたい」「自分でふたを開けたかった」とまわりの人が子どもの代わりに言ってみせていくうちに、自分から気持ちの表現ができるようになることがあります。言えるようになったからといって自分の思いがいつも叶うわけではありませんが、自分の思いを言えるようになると、落ち着くことがよくみられます。親が子どもを叱っているときは、お互い感情的になるのは仕方がないことですから、そういう場合は、後で落ち着いてから、「すべり台もっとやりたかったんだね」などとフォローしてあげましょう。

● 「分かりません」、「教えて」などが言えるように働きかけます。

　この段階になっても自分の気持ちを適切に表現できず、どうしてよいか分からないためその場を急に離れたり、ひっくり返って怒ったりする子どもがいます。そのときの子どもの気持ちを代弁してあげてから（「難しかったんだね」）、そういうときは「分かりません」や「教えて」と言うとよいことを伝えると子どもに対処方法が理解されることもあります。

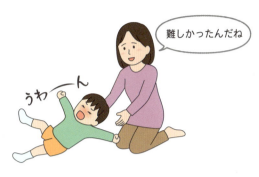

● 人の気持ちが分かるようになるには、生活の中で周囲の人が自分自身の気持ちを子どもに伝えていく必要があります。例えば、「ママも楽しかったよ、嬉しかったよ」、「ママは○○ちゃんにぶたれると痛い」のように気持ちを言語化しましょう。

自己の行動のコントロール

● 「○○してから△△しよう」（例：手を洗ってからおやつを食べよう）や「あとでね」が分かるようにことばやカードを用いて働きかけます。

　目の前に好きなものがあると、つい手を出してしまうことはよくあることですが、「手はおひざ」のことばかけで自分を抑えられるようになります。

　そのつもりはなくてもおもちゃなどの片付けが乱暴になる子どもは多いようです。そのようなときは、「そーっとだよ」と言いながら手を添えて教えると「そーっと」の意味が理解されることがよくあります。

　これらはほんのわずかな例ですが、自己の行動のコントロールは社会生活をしていくうえで非常に重要なことです。周囲から言われていることが次第に子どもの中に取り入れられて子ども自身が自分を律するようになることが期待されます（自己内コミュニケーション）。

見通しをもたせる

いつもと違うことがあるときは、絵カードや写真を使用して前もって説明します。

例えば、普段バスで通園している子どもに、「今日は帰りは母親が車で迎えに行く」ということを、ことばだけで説明しても子どもは見通しがもてず、帰り際大騒ぎになってしまうことがあります（車が嫌いというわけではありません）。そのようなときは母親と車が写っている写真や携帯電話やスマートフォンの画面を見せながら説明することが有効でしょう。

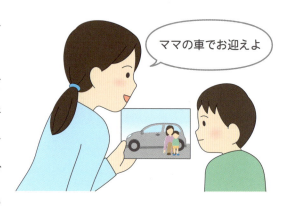

話題の拡大

興味の範囲が狭い場合、関心があるものだけでなく、関心がないようにみえるものについても日々働きかけます。子どもが好きなことを大切にしながらも、今日食べた物や買い物に行った場所などについて話して聞かせます。絵日記を書いて、出来事を一緒に振り返ることも効果的です（場面15：P148参照）。

5. まとめ

言語発達障害児のことばやコミュニケーションの支援を発達段階に沿って考えました。

コミュニケーションというと子どもの側からの表現（発信）のみを問題にしがちですが、周囲からの働きかけを子どもが理解（受信）することを育てることをまず第一に考えることが大切です。そうすることによって子どもは分かるようになったことを自分の意志表現に使用するようになることが多いからです。

発達段階に合わせた働きかけを工夫することでお互いに意志疎通しやすくなるでしょう。支援する人は、話してほしい、会話をしてほしいといった家族の気持ちに共感しながら、そうするためには周囲からこのような働きかけをするとよいのではないかという具体的な提案ができることが望まれます。

コラム 1　ことばが不明瞭

「イーヨービ、イッアンヨ。エーヤハッブァン、フォィヨ。（日曜日、行ったよ、電車博物館、すごいよ）」というように、発音がはっきりしない場合には次のようなことが考えられます。

- 一つ一つの音がはっきりしない、違う音になる
  例：カ行が一貫してタ行になる。「カメ」→「タメ」
　　　サ行が一貫してタ行になる。「サカナ」→「タカナ」など）
- 単語がはっきりしない
（ⅰ）　ことばの一部を言う（例「リンゴ」→「ゴ」）
（ⅱ）　個々の音は言えるが前後のつながりに影響される（例「パンダ」→「パンバ」、「ヘリコプター」→「ヘリポプター」）
（ⅲ）　省略などにより長い音節の語が不正確になる（例「トウモロコシ」が「トーモコシ」）
- その他に、助詞の省略や（例「日曜日、本、買った、本屋さん」）、文の短さ（例「○○したから、○○する」といった複文が少なく、「○○する」といった単文が主）なども、たどたどしい話し方と感じられる場合があります。

発音がはっきりしない場合、発語器官の形態上の問題（口蓋裂など）や、運動の問題（脳性麻痺など）、難聴、機能性構音障害、単語の音形の問題など理由は様々です。上記の例のように全般的に不明瞭な話し方になっている場合は、いくつかの問題が複合していることがあります。

聞き手は本人の発話に対し、発音に注目するのではなく、話の内容や本人の発話意図をくみ取ってことばを返すことが基本です。ことばを補ったり広げたりして返してあげることや、正しい音や語にして聞かせてあげるとよいでしょう。文字が読めるようであれば、大人が書き留めながら話を聞いたり、本人に読んでもらったり、書かせてみたりするのもよいでしょう。ただし、無理に言わせようとしたり、間違った言い方を直そうと何度も言い直しをさせたりしては、子どもが話す意欲をなくして、かえって逆効果となってしまい、注意が必要です。

2 確認してみよう　〜コミュニケーションの取り方〜

こんなとき、あなたならどうしますか？

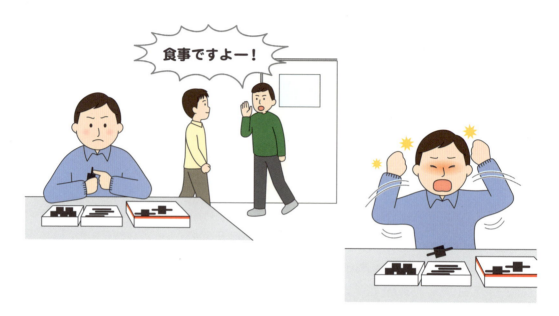

　スタッフが部屋全体に聞こえるように大きな声で呼びかけたところ、作業中のBさんはパニックになってしまいました。
　どうすればよかったのでしょうか？　いくつかのポイントを押さえて呼びかけていたら、Bさんもパニックにならないで済んだはずです。どんなポイントに注意すればよかったのでしょう。

　コミュニケーションチェック10ポイントで確認してみましょう。
　コミュニケーションチェック10ポイントは、自然な流れに沿って、実際の場面でのコミュニケーション行動を分析するツールです。コミュニケーションがうまくいかなかったときに、10ポイントで見直すと、どこでつまずいたかが分かります。このツールを使って、自分の行動をチェックしてコミュニケーションを取ると、コミュニケーションの方略や言語発達に配慮し相手のペースや気持ちに沿いつつコミュニケーションができるようになります。

コミュニケーションチェック　10ポイント

【コミュニケーションの準備・開始のタイミング】
①今、必要なコミュニケーションか？
②声かけのタイミングは？

【距離・位置】
③相手との距離は？
④相手の視界に入っているか？

【コミュニケーション手段・方法】
⑤適切なコミュニケーション手段か？
　音声・表情・身ぶり・視覚的記号・文字など
⑥相手が理解できるか？
　長さ・語彙・文型
⑦ことばの選び方は？
　言い方、肯定的表現－否定的表現
⑧声のトーン、大きさ、速さは？
　声の質・強弱・テンポなど

【結果のフィードバック】
⑨相手が理解できたか？
⑩相手はどう受け取り、どう行動するか？
　（納得～腑に落ちる、疑問－拒否、行動する－しない、など）

コミュニケーション10ポイントでチェックすると、こんなふう（P30～31）に変わります。

コミュニケーションチェック 10ポイント

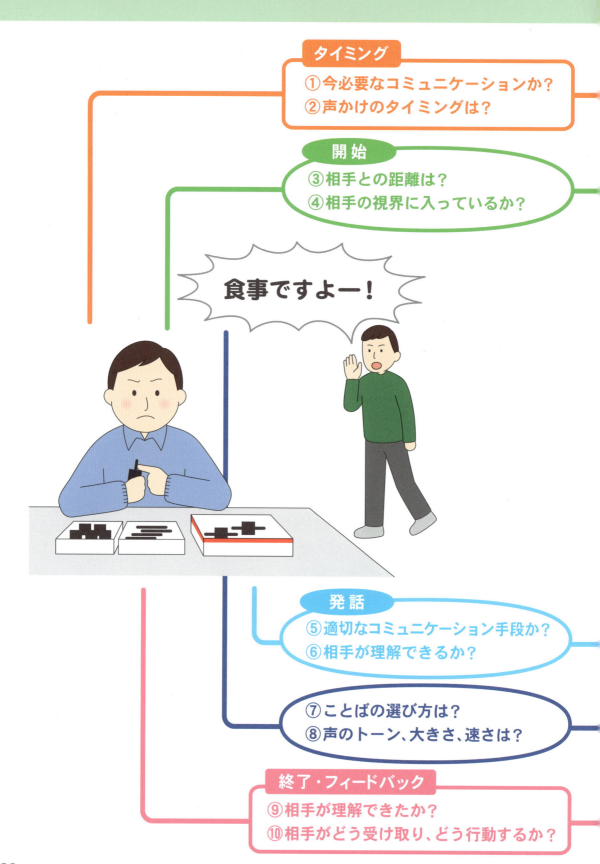

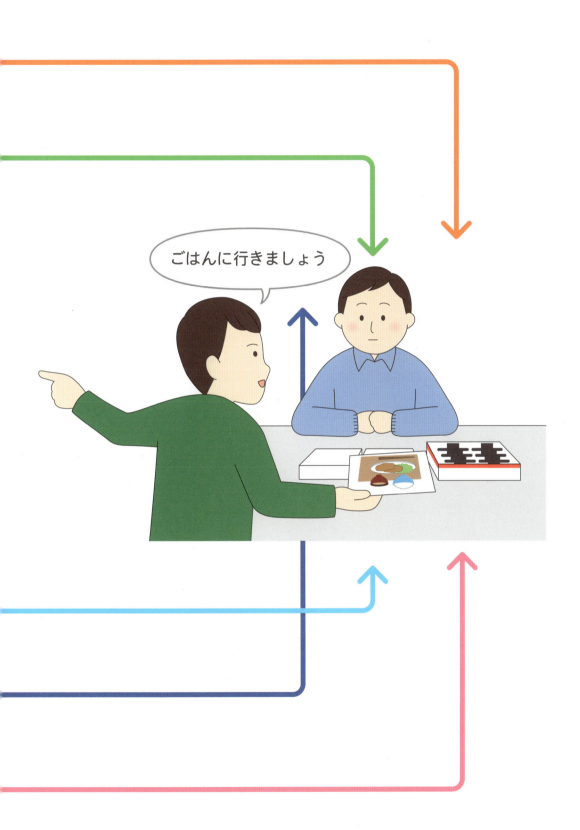

コミュニケーションチェック10ポイントを1つ1つみていきましょう。

★タイミング【コミュニケーションの準備・開始のタイミング】

①今、必要なコミュニケーションか？

相手の立場で、本当に必要なコミュニケーションかどうか考えてみましょう。

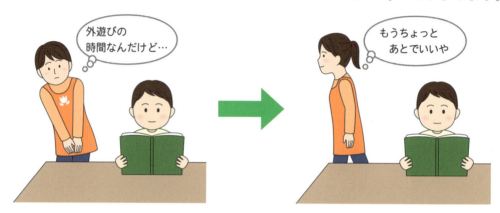

外遊びの時間です。子どもは集中して本を読んでいる様子なので声かけは少し後にすることにしました。

②声かけのタイミングは？

聞き手は今、コミュニケーションに注意を向けることができるでしょうか？

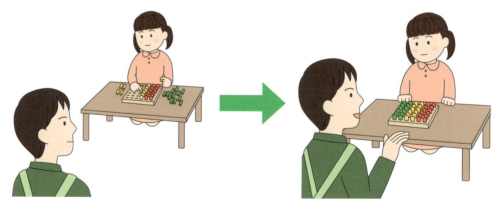

ペグさしの最中です。きりがつくところまで待って呼びかけました。

★開始【距離・位置】

③ 相手との距離は？

　遠すぎると、自分への働きかけだと気づいてもらうことは難しく、近すぎると不快に感じさせてしまうことがあります。

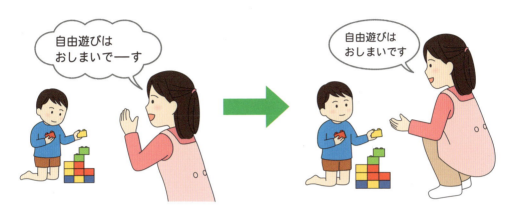

　離れたところから声かけをしましたが気づきません。近づいて知らせました。

④ 相手の視界に入っているか？

　視界に入らないと注目しにくいので、相手の視界に入るように対面します。大人と子どもでは目の高さが違うので、大人はしゃがんだりして子どもの視線に合わせます。そうすると、子どももより意識をしやすくなります。

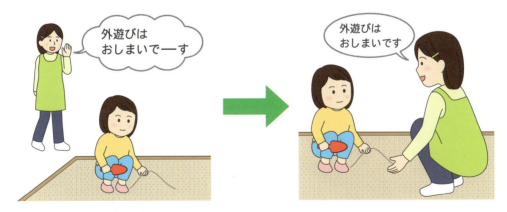

　一斉指示で皆に声をかけましたが、後ろからなので気づかないようです。前に回りしゃがんで知らせました。

★発話【コミュニケーション手段・方法】

⑤適切なコミュニケーション手段か？

　相手に分かりやすく、その場に適したコミュニケーション手段を選びます。ことば（音声）だけだと分かりません。身ぶりや写真、絵カードを用いましょう。

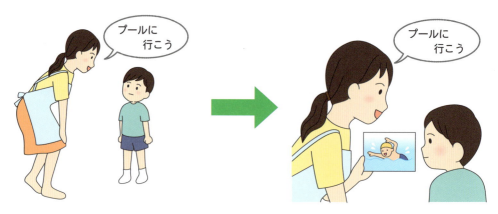

ことば（音声）だけだとピンと来ないようです。写真も見せて伝えました。

⑥相手が理解できるか？

　同じことでも「ごはんに行きましょう」、「そろそろ空腹になったと思いますが、食事をとりますか？」といろいろな表現ができます。

　その人のことばの発達段階や年齢・場面にふさわしい働きかけ方を考えていきましょう。

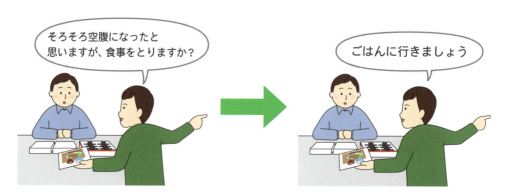

使っている表現が難しく文も長いようです。分かりやすい言い方に変えました。

⑦ことばの選び方は?

「○○してください」「○○です」など、語尾が変わるだけでもことばの印象は変わります。

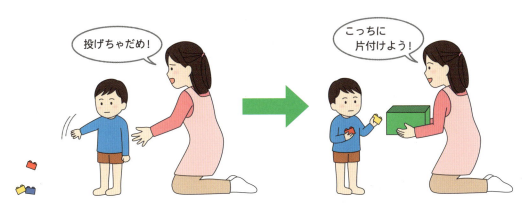

「投げちゃだめ!」と禁止していますが、効き目はありません。「片付けよう」と箱を示して促すと、すぐに片付けられました。

⑧声のトーン、大きさ、速さは?

聞き手の普段の様子から、本人に合った声かけの仕方を考えましょう。大きな声が苦手な子どもに集団で大きな声で伝えなければいけないときには、先に個別的に本人に伝える、カウントダウンして皆の注目を引いてから少し小さい声で予告するなど、急に大きな声を出さなくてよい工夫をしましょう。

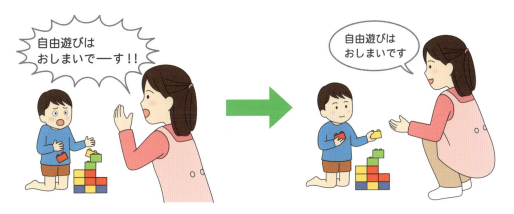

大きい声で知らせたので、子どもは驚いています。近づいて普通の声で知らせました。

★終了、フィードバック【結果のフィードバック】

⑨相手が理解できたか？

　働きかけた後の相手の様子から、相手が理解できたかどうかを観察しましょう。

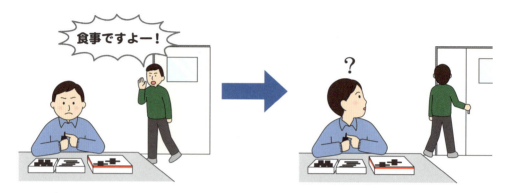

食事を知らせましたが、伝わったかの確認はしないで行ってしまいました。

⑩相手がどう受け取り、どう行動するか？

　働きかけた後の相手の様子から、働きかけを理解・納得して行動している様子がみられたときにはそれ以上余計なことばかけはしないなど、「今の行動でいい」ということが伝わるようにします。

　そして、その働きかけに対して、納得して「食べよう」や、一応は納得できても「今日のメニューは嫌だけど食べる」など、相手がどのような意志で応じているのかについてもみておきましょう。

自分の接し方をフィードバック

　コミュニケーションチェック10ポイントについて項目ごとにみました。

　普段からコミュニケーションチェック10ポイントを頭の隅においておくと、コミュニケーションの質を向上させることができます。このコミュニケーションチェック10ポイントの視点を使って、自分のコミュニケーションをチェックして、コミュニケーションパートナーとして適切なコミュニケーションを取りましょう。

　日常場面では適切な位置やタイミングなどを取れない場合もありますが、うまくいかなかったことについて、自分にフィードバックしながら関わることが重要です。

　相手の行動は自分の接し方を映し出すものともいえます。自分の声かけや対応によってその後の相手の行動がどう変わったか、例えば、「さっきは後ろから声をかけたから、伝わっていなかったんだな」といったように観察してみましょう。

具体的な場面から 〜活動に沿って

活動を始めるとき（活動の開始・予告）

場面 ① 予定が気になって、何度も聞きに来る

場面 ② 「食事ですよ！」の声かけで混乱

場面 ③ 好きな活動のはずなのに始まるとパニックに

　活動を始めるときは、本人の気持ちの切り替えがうまくいかなかったり、先の見通しが持てず混乱したり、支援する側にとっても難しいことの多い場面です。
　実際の場面の例を参考にして、本人が安心できるコミュニケーションの取り方・切り替えのタイミングを工夫してみてください。

活動を始めるとき

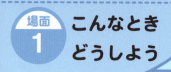

予定が気になって、何度も聞きに来る

●普段の様子は

　Aくんは4歳の保育園児です。言いたいことは単語で伝えることができますが、2語文以上は話せません。

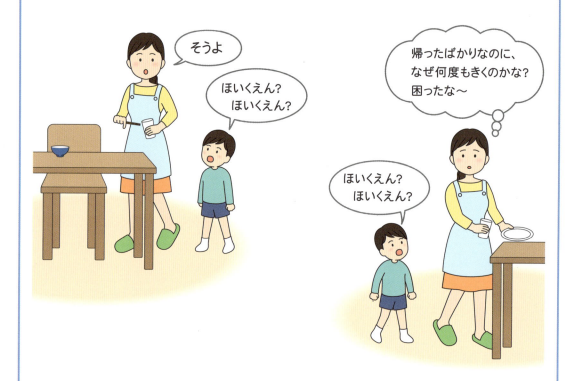

　Aくんは、保育園から帰ったばかりなのに、お母さんの所に来て「ほいくえん？ほいくえん？」と何度も何度も聞きに来ます。お母さんが「そうよ、明日も保育園よ」と答えると一旦は納得するのですが、すぐにまた聞きに来ます。同じやりとりを何度しても納得できないようです。

実物で予告

園のカバンと帽子を見せながら翌日の予定を伝えるようにしたら、自分で見にいって確かめるようになり、質問することが減りました。

こうしたらこうなった

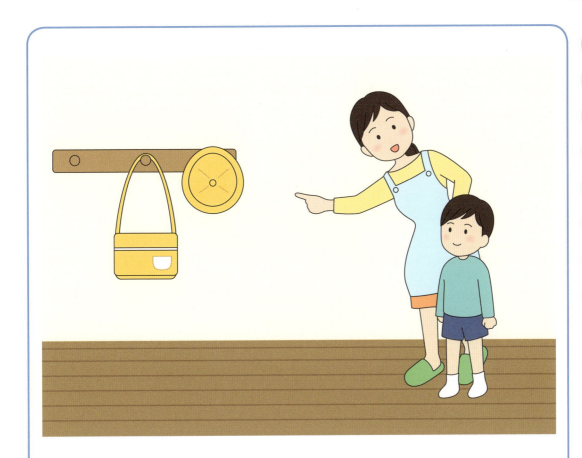

実物を確認することで納得できたようです。玄関に置いてあるものを見れば、翌日が保育園に行くのかお休みなのかが分かりやすいので、見通しもつきやすくなりました。

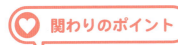

話せる場合でも、ことばだけでなく実物を示しながら予告する

本人の視点で考えてみよう

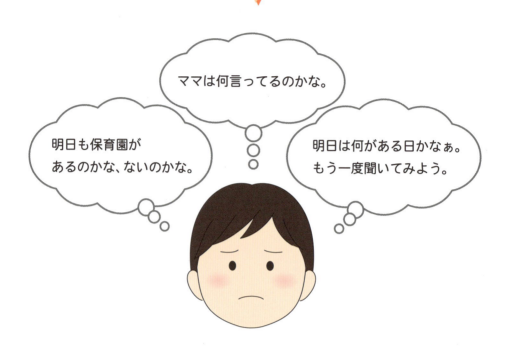

- 明日も保育園があるのかな、ないのかな。
- ママは何言ってるのかな。
- 明日は何がある日かなぁ。もう一度聞いてみよう。

どんな伝え方がいいの？

●**視覚的手がかりを工夫**

　最初お母さんは、保育園の建物の写真を撮って見せていましたが、Aくんには写真と明日の予定を結びつけてイメージすることが難しいようでした。そこで、いつも保育園に持っていくカバンの実物を見せながら伝える方法を試してみました。写真をわざわざ撮るよりも簡単で、Aくんにとっても分かりやすい方法だったようです。

お話ができる＝理解している、と思ってしまう ✗

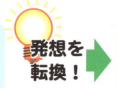 発想を転換！ → 話せても分からないことがある　ことばだけでなく実物も見せる

こんな場面でも

予定の呈示の工夫

★実物を見せる

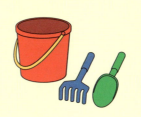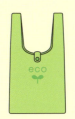

実物を見せながら伝えます。
砂場セット→公園に行く。
エコバッグ→スーパーへ買い物に行く。

★服装で知らせる

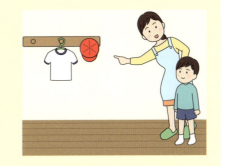

Aくんの保育園では、運動会の日は、登園するときから体操服を着ることになっているので、体操服を見せて予告します。

★スケジュール表を見せる

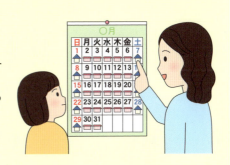

保育園のお休みを、ことばだけでなくスケジュールが書いてあるカレンダーを見せながら伝えることで納得できるようになりました。

★手描きメモを作る

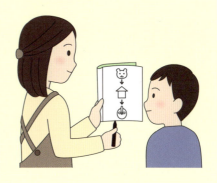

放課後等デイサービスに行くのを嫌がっていましたが、終わったら家で遊べることを手描きメモを使って提示すると行くことができました。

専門家からのアドバイス

●**定着するまでは時間がかかる**

　専門家からのアドバイスを受け、お母さんは実物（通園カバン）を使って翌日の予定を予告・確認するようにしました。すると、自分から玄関先に確認しに行く行動が徐々に増え、1カ月後には質問が減りました。

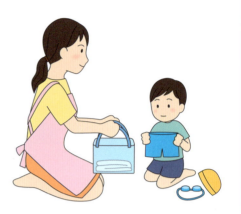

　新しい活動が定着するまでには時間がかかるため、すぐに大きく変わらなくても続けることが大切です。

●**翌日の支度が予告に**

　プールや遠足がある場合には、前日に必要な物を本人と一緒に準備すると、見通しが立ちやすく、予告にもなります。

●**直前に予告した方がよいことも**

　翌日のことを前日に予告し伝えると、夜でもすぐにでも行こうとする場合があります。このように"今"と"明日"の区別が難しいときには、直前になって予定を伝えた方がよい場合もあります。

●**予告はルーティンな予定から**

　予定を伝えるとき、特に初期には、繰り返し行われるルーティンな場面から伝達するようにするとよいでしょう。そして予定の伝達を積み重ね、本人が理解して参加できる場面を増やしていきます。

コラム2　急な予定の変更には

　台風や大雪などで、保育園や学校、作業所などが急にお休みになるという場合があります。本人はいつもの通り出かけるつもりだったのに、急な変更が理解できずパニックになってしまい、いくら説明しても納得がいかず対応に困ってしまうことがあります。

　ある保護者は大雪で作業所が休みになったときに、普段から新聞の数字や曜日は理解している様子だったので、カレンダーのその日の所に×印をつけて見せました。本人もお休みということを納得したそうです。その後、春休みなど、通常とは違う予定のときも○×で示すことで理解できるようになりました。今では作業所の予定だけでなく、家族の予定についてもカレンダーで理解を促すようにしています（20歳代　自閉症の女性）。

　予告通りにいかなかったり、予想外のことが起きることはよくありますが、普段からの工夫が役立ちます。

コラム3　非日常的な場面でのコミュニケーション

　東日本大震災のとき、テレビ番組の変更や中止が相次ぎました。これからのテレビ番組をとても気にして、質問がエスカレートしていく様子がみられました。そこで、普段は口頭のみで会話している内容も、文字を書いて示しました。「次にその番組の話をいつするか」についても合わせて書いて示すように心がけました。また、計画停電のことも何度も確認をしてきたため、説明を書いて示すと納得し、落ち着きました（20歳代　知的障害の男性）。

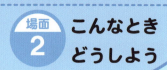

「食事ですよ！」の声かけで混乱

●普段の様子は

Bさんは、自閉症スペクトラムと診断を受けている20代男性です。ことばは話せません。

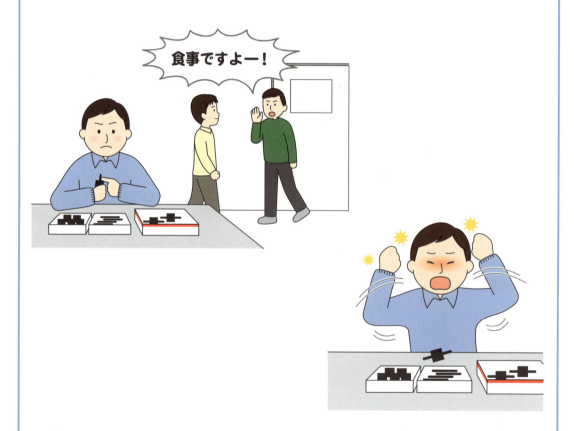

作業所で、昼食の時間になりました。組み立て作業中で未完成の部品が残っています。「食事ですよー！」と大きな声で知らせると、Bさんは頭を叩いたり、壁にぶつけ始めました。

本人の視点で考えてみよう

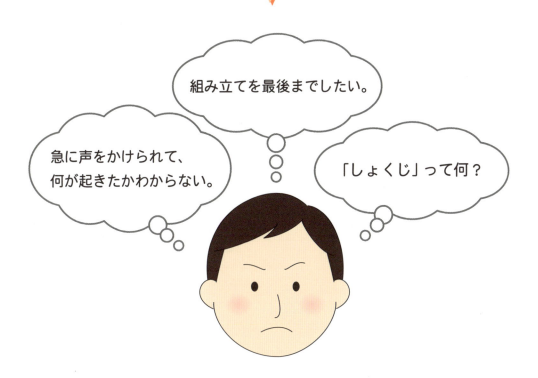

どんな伝え方がいいの？

　食べることが嫌でパニックを起こしたわけではないようです。その人にあった声かけを工夫する必要があります。

　職員間で話し合い、Ｂさんが納得して自分で動けるよう

(1) Ｂさんの作業が終わるタイミングに合わせ、

(2) Ｂさんに近づいて正面から、

(3) 会話をするときのような普通の声で、

(4) 絵カードを見せながら指さしをして伝えたところ、穏やかに移動ができました。

「相手に合った」コミュニケーションを考えて、自分のコミュニケーションの取り方を見直してみることも大切です。

コミュニケーションチェック　10ポイントで確認

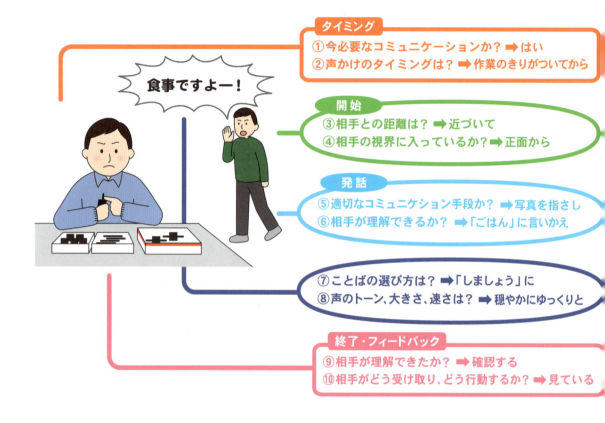

Bさんの場合、こんな工夫をしてみました

★タイミング【コミュニケーションの準備・開始のタイミング】

①今、必要なコミュニケーションか？

相手の立場で、本当に必要なコミュニケーションかどうか考えてみます。

➡昼食の時間になったので、食事の時間を知らせます。

②声かけのタイミングは？

今、コミュニケーションに注意を向けることができるか考えてみます。

➡作業が終わらないと気になってしまうので、作業の途中ではなくきりのよいところで声をかけます。

コミュニケーションの仕方を工夫

こうしたらこうなった

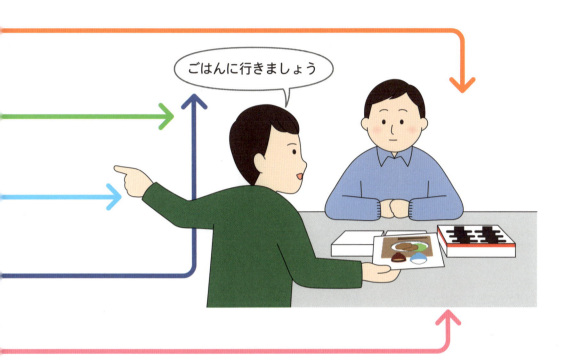

★開始【距離・位置】

③相手との距離は？

遠すぎると、自分への働きかけだと気づいてもらうことは難しく、近すぎると不快に感じさせてしまうことがあります。

➡遠かったので、近づきました。

④相手の視界に入っているか？

相手がこちらを見やすい位置に動いて、こちらをしっかり認識したことを確認してから声をかけると、より意識しやすくなります。

➡背後から全体に声かけをしていたので、正面から個別的に声をかけました。

★発話【コミュニケーション手段・方法】

⑤適切なコミュニケーション手段か？

相手に分かりやすく、その場に適したコミュニケーション手段を選びます。

➡ことばだけでは伝わりにくいときもあるので、身ぶりや写真カードを用いました。

⑥相手が理解できるか？

同じことでも「ごはんに行きましょう」、「そろそろ空腹になったと思いますが、食事をとりますか？」といろいろな表現ができます。

その人のことばの発達段階や年齢・場面にふさわしい働きかけ方を考えましょう。

➡「食事」だと理解しにくいようなので、「ごはん」に変えました。

⑦ことばの選び方は？

「○○してください」「○○です」など、語尾が変わるだけでもことばの印象は変わります。

➡言い切ると強く聞こえてしまうようなので、「行きましょう」と誘う言い方にしました。

⑧声のトーン、大きさ、速さは？

聞き手の普段の様子から、本人に合った声かけの仕方を考えましょう。

➡大きな声で話しかけられるのが苦手なので、穏やかにゆっくりと声をかけました。

★終了、フィードバック【結果のフィードバック】

⑨相手が理解できたか？

働きかけた後の相手の様子から、相手が理解できたか観察しましょう。

➡理解できていないようなら、繰り返せばよいのか、別の伝え方にした方がよいのかを考えましょう。

⑩相手がどう受け取り、どう行動するか？

　働きかけた後の相手の様子から、働きかけを理解・納得して行動している様子がみられたときにはそれ以上余計なことばかけはしないなど、「今の行動でいい」ということが伝わるようにしていくこともよいでしょう。

➡聞こえたようだが食堂に行かずモジモジしている場合、理解できないのか、理解したが躊躇している（例：隣に座りたくない人がいる）のか、を見極めます。そして、その働きかけに対して、納得できても「嫌だけど食べる」「しかたがない」など、相手がどのような意志で応じているのかについて正しく判別することも大切です。

専門家からのアドバイス

●ひとりひとり伝わりやすい方法や行動のペースも違う

　一般に、特に自閉症の人には「静かに伝えることが効果的」と言われますが、声の大きさだけが問題なのではなく、コミュニケーションの様々な側面、例えば「その人に不必要なコミュニケーションを行わない（そのコミュニケーションは今必要か？）」ことや「必要な内容のみ伝える（ことばの選び方はどうか？指示が多すぎたり少なすぎたりしていないか？）」ことも重要です。

　また、集団の中で「特定の人だけに情報を伝える」ことが必要な場面もあります。ひとりひとり行動のペースも違うため、伝わりやすい方法や働きかけが必要なタイミングも変わります。関わり方を統一し、「○○さんには指さしで伝えよう」「△△さんには絵を見てもらってからことばをかけよう」「××さんには活動の区切りで働きかけよう」など、ひとりひとりについて具体的なコミュニケーションの取り方を確認しておくことができるとよいでしょう。

活動を始めるとき

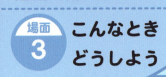

好きな活動のはずなのに 始まるとパニックに

●普段の様子は

Cくんは放課後等デイサービスを利用している小学校3年生です。
「今日はどこに行ったの？」といった簡単な質問に答えられます。

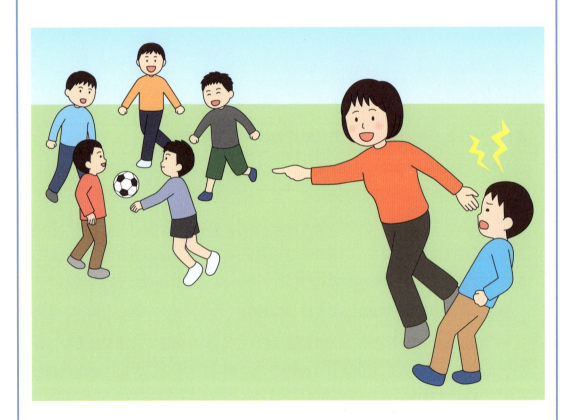

　サッカーがある日は、Cくんは来所したらすぐに「今日はサッカーある？」と何度も聞くので、職員はサッカーを楽しみにしていると思っていました。
　でもいざ始めようとすると、毎回パニックを起こします。Cくんがどうしたいのかよく分かりません。

好き嫌いを確認

本当に好きな活動なのか、本人が視覚的に分かりやすいよう、ニコニコマークとストップマークのカードを提示して、意志を確認しました。

こうしたらこうなった

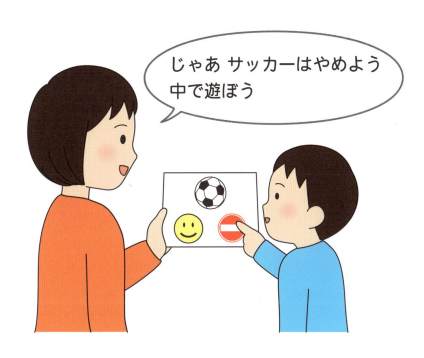

　サッカーをしたいかどうかことばで聞くだけではなく、より分かりやすいように、視覚的な手がかりとしてカードも使って確認しました。Cくんの場合、サッカーはストレスに感じているようなので、参加しないことになりました。ただ、全て参加しないのではなく、他のスポーツや集団活動には参加を促しました。活動内容によって本人にその都度参加するか否かを選択してもらい、参加できる活動は参加するようにしました。

 関わりのポイント

本人と相談して意志（好き－嫌い、やりたい－やりたくない）を確認する

本人の視点で考えてみよう

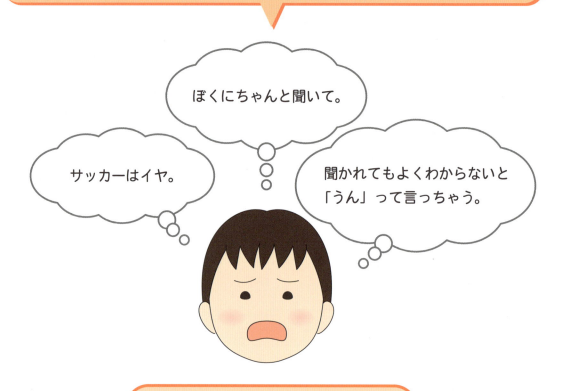

サッカーはイヤ。

ぼくにちゃんと聞いて。

聞かれてもよくわからないと「うん」って言っちゃう。

どんな伝え方がいいの？

　Cくんは簡単な質問には答えられますが、好き嫌いの判断が自分でもはっきりしません。ことばだけではやや抽象的なので、カードで意志を確認するようにしました。

　「○×」のカードでは意味が伝わらなかったので、普段から家で使っている「ニコニコマーク」と「ストップマーク」のカードをデイサービスでも使うことにしました。

　「×（バツ）」「ダメ」「チガウ」のような否定的なことばを嫌がるので、お母さんは「×」のかわりに「ストップマーク」を使っていました。

　最近は学校でも使用し始めています。

好きな活動だと思っていたのに　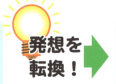発想を転換！　→　イヤだと言えない人がいる 本人の意志を確認しよう

こんな場面でも

★ 2つの部屋の写真を見せて、休憩時間にどこで過ごすかを選ぶ

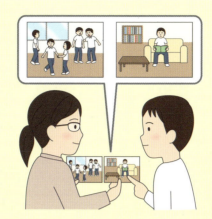

　休憩時間に集団室で過ごしても落ち着かない様子でした。そこで集団室か個別室で過ごすかを選べるようにしたところ、個別室を選び、落ち着いて休憩できるようになりました。

★ 工夫次第で参加できる。可能性を狭めない

　小学校高学年の女児は、手にのりがつくのを嫌がりパニックになってしまうため、カレンダー作りへの参加をやめたほうがいいのではと周囲では考えていました。

　しかし、本人に意志を確認したところ「やりたい」ということなので、スティックのりにかえてみたところ、問題なく参加できました。単なる好き嫌いではなくて、感覚刺激に対する過敏さから手にのりがつくことに苦痛を感じていたようです。

　もし、そのままカレンダー作りへの参加をやめていたら、本人の今後の可能性を摘んでしまうことになるところでした。

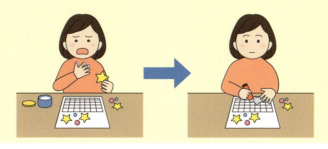

専門家からのアドバイス

●**意志を確認するための工夫**

「好き－嫌い」「やりたい－やりたくない」という本人の意志を確認するには、子どもの発達段階や特性に合わせていろいろな方法を工夫します。

実物（写真）を見せる

実物や写真をみせて「やる？」とたずね「イエス－ノー」を確認する。まず試してみるとよい簡単なやり方。

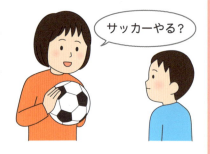

はい、いいえを選ぶ

質問に対して、いつでも「はい」と答えてしまう子どもには、写真や実物を呈示した上で「○×」「ニコニコマークとストップマーク」を選んでもらう。

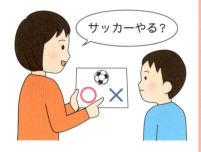

活動を選び、意志を確認

複数の実物や写真を示して活動を選んでもらう。

本人にも分かりやすく、また支援する側にも子どもの意志を把握しやすい方法。

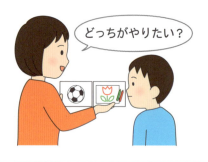 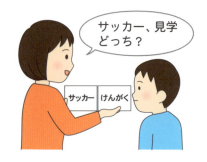

コラム4　予告で次の予定が分かっても、できないことも

　スケジュールの提示や次の活動の予告をすることで、見通しについての本人の混乱を軽減することができます。しかし次の活動を理解できていても、本人がそもそもその活動が嫌いだったり、苦手だったりする場合があります。例えば、聴覚刺激に対する過敏さがあり大きな音は苦手、ボールがいつ飛んで来るか分からないのでドッチボールは怖くてたまらないなど障害によっては苦痛な活動や場面が存在するということを、周囲の大人は理解して関わりましょう。

　まず本人に分かりやすい方法で活動を提案し、ついで本人にとって表現しやすい方法で好き嫌いや参加・不参加の意志を確認し、本人と相談することが大切です。

　スケジュールや活動を伝えたら、後はその通りに活動しなければならないと思っていませんか。特に余暇活動では、本人の意志や好き嫌いを尊重し、可能な限り本人のやりたいことを優先しましょう。

コラム5　自分で選ぶことで安定する

　あるお子さんは保育園の外遊びの時間になると、園庭の遊具のところでウロウロしていたり、むやみに走り回っていて遊具で遊ぼうとしません。保育士が好きな遊具のところに連れていってあげると最初は落ち着くことができていても、そのうち効果がなくなってしまいます。そこで、遊具の写真を数枚呈示し、その中から本人に選ばせるようにしたところ、繰り返すうちに、自分の方から写真カードを選んで指導員の所に持って来るようになり、以前は不安定になっていた場面でも、落ち着いて過ごせるようになりました。

　このように、自分で要求を明確にし、表現することで気持ちが安定することは、言語の持つ調整機能の一つです。

コラム6　社会的ルールとの兼ね合い

　余暇活動は、本来楽しむもので、義務的に参加するものではありません。本人の好みや意向を優先して、活動を選んでもよい時間です。しかし一方で、危険性のあることや社会的に許されないことについては、明確に禁止することはもちろん重要です。

　道路や駐車場では必ず手をつなぐ、だめなことはやらせないなど一貫した対応を心がけましょう。やってしまってから叱る、後ろから追いかけるのではなく、前もって問題となる行動を起こさない環境を整備する、約束する、動き出したときは止めるなど、後追いにならないようにすることが大事です。そのためには、やらせてもいいことと絶対止めることを前もって考え、禁止することは絞っておきましょう。

　具体的には問題となる行動が起きないように危険なものは触れない所に置く、おもちゃ屋の前は通らないように道順を選ぶなどの準備が必要です。

　また、本人が納得できるように、あらかじめことばや絵で説明をし、約束をしておくといった工夫も必要です。

具体的な場面から ～活動に沿って

活動しているとき ― 活動中 ―

ゲームや課題をしているとき

場面 4 ルールどおりにできない

場面 5 ゲームオーバーしたら泣いてしまう

場面 6 ハンドリングで要求するけど何をしてほしいのか分からない

場面 7 課題ができないと床にひっくり返ったり、部屋から出てしまう

食べたり飲んだりしているとき

場面 8 はい－いいえの意志表示が読み取れない

場面 9 予告カードを使っているうちに、いつの間にか！

外出しているとき

場面 10 2時間かけて行ったのに、目的地には10分しかいない

場面 11 行きたいお店と違うとひっくり返って泣き叫ぶ

　ルールを守って遊ぶことが難しくてトラブルになってしまったり、それ以前にルール自体が分からない、課題が支援者の思うように進められないなど、活動自体を安定して続けることができないことがあります。
　できないことをできるようにすることではなく、本人のできることを尊重しながら進めていくことが大切です。そのためには、例えばゲームのルールを工夫したり、本来のルールとは違ったやり方でやってみたり、本人の特性や理解に合わせたいろいろな工夫を考えて、楽しく自主性を持って活動に取り組めるようにしましょう。

ゲームや課題をしているとき

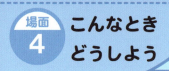

ルールどおりにできない

●普段の様子は

Dくんは小学校2年生で学童保育を利用しています。
ゲームのルールを説明しても、理解できないようです。

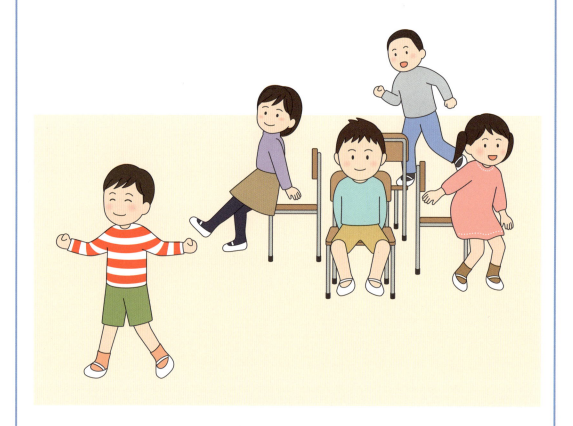

　Dくんは、音楽に合わせて身体を動かすことが大好きです。椅子取りゲームのルールをことばで分かりやすく説明してから始めましたが、音楽が止まってみんなが椅子に座っても、まわりをひたすら歩き続けていました。

参加できるようにルールを変える

紐で大きな円を作り、音楽が止まったらみんなで一斉に円の中に入るという遊びに変更する。

こうしたらこうなった

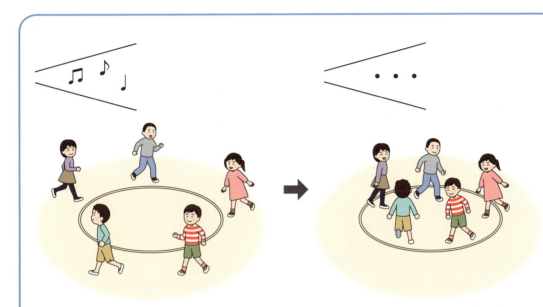

音楽が止まったら円に入ればいいというルールに変えたら、円の中には入れるようになりました。そのうちに、音楽が止まるのを期待して、聴きながら歩けるようになってきたので、本来のルールに戻してみたところ、音楽が止まったら椅子に座ることもできるようになりました。

関わりのポイント

理解に合わせてルールを変えることで参加できるようになれば、その後の成長を促すことにもなる

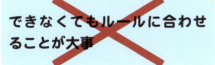 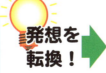 子どもの理解にあわせたルールを工夫

こんな場面でも

参加できるようにルールを工夫

楽しみながらみんなで一緒にすることでコミュニケーションも広がります。

★カルタ遊び　一緒に遊べない

- 共通の取り札の中から1枚を選んで取るということが難しい

  → みんなで一斉に行う「個別カルタ大会」に。
  読み手は先生一人で、取り札はひとりひとりに同じセットを用意する。

- 指導員が読み上げたカードを取ることが難しい子ども

  → 呈示した絵カードと同じ絵カードを選ぶ「絵合わせカルタ」方式に。

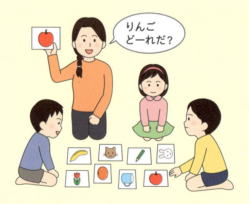

★黒ひげ危機一発　順番やルールが分からない

- 自分の順番が分からず、違うときにやってしまう

  → 剣をすべてかごに入れて、かごごと順番に回していく。

- 人形が飛び出したら負けということが分からず、飛び出すと喜ぶ

  → 「飛び出すと勝ち」にルールを変える。

黒ひげ危機一発は株式会社タカラトミーの製品及び登録商標です。
※本来は人形が飛び出すと負けになるゲームです。

★屋外マラソン大会　折り返し点と回数が分からない

- どこへでも好きな方向に走ってしまう。地面に目印を付けても分からず、何回往復したらよいかも分からない
  - ➡ カードを折り返し点のポストに入れる。

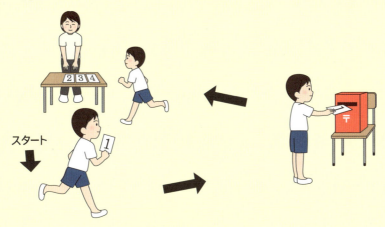

★お絵描きをすすめても描くことを嫌がる

- ➡ 点結びや絵描き歌など楽しめることから導入する。
- ➡ 筆記用具を使わないシール貼りを教材として使用する。

専門家からのアドバイス

●どのレベルならできるのかを考える

　遊びのルールが理解できない場合、「なぜできないのか」、「どのレベルならできるのか」ということを考え、その子の理解力や特性に合った遊び方にアレンジしてみましょう。大人の期待するレベルで説明し続けることや、間違える度に注意するようなことは避け、楽しんで参加できるということを優先しましょう。

　「分かる」、「できる」、「おもしろい」ということが、次のステップにつながります。

ゲームや課題をしているとき

| 場面 5 | こんなとき どうしよう |

ゲームオーバーしたら泣いてしまう

●普段の様子は

Eくんは小学校4年生で学習塾に通っています。
塾では、学習の終わりにお楽しみの時間を設けています。

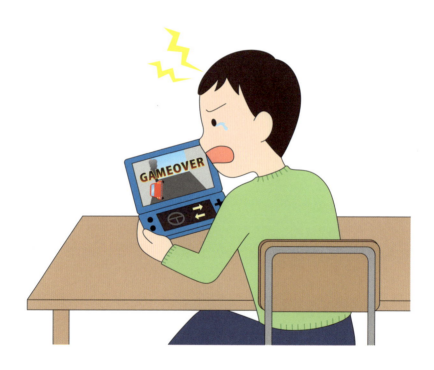

　お楽しみの時間にコンピューターのゲームをしています。簡単なレベルは次々クリアできるのですが、段々難しいレベルに挑戦してはいつも最後にクリアできずゲームオーバーとなり、泣いて怒って終わることになってしまいます。

ゲームのレベル表を作り、クリアしたらシールを貼る

シールを貼ることで、自分でレベル毎のクリアを確認できるようになってきた。

こうしたらこうなった

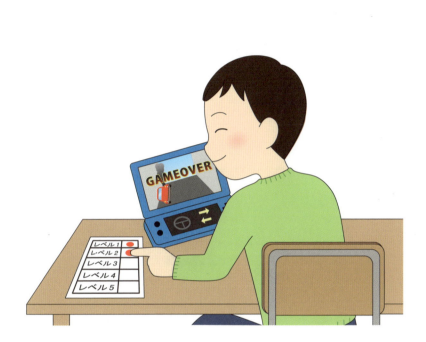

結果を自分で視覚的に確認できるようにレベル表を作りました。レベルをクリアするごとにシールを貼ることで、達成レベルが上がっていくことが分かりやすくなり、自分で確認し、納得できるようになりました。

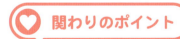

クリアしたレベルを視覚的に確認すると、ゲームオーバーしてもパニックにならない

こんな場面でも

勝ち負けにこだわるときにはルールを変更したり、対応を変える

★ババを嫌がる ➡ ババを引いたら勝ち！

ババを引くと負けだと思いババ抜きを嫌がり、さらにババのカード自体を怖がるようになりました。

➡ ババを星印に変更し、「ラッキースターのカードを引くと勝ち」になるようにルールを変更したところ、ラッキースターのカードを引きたいと意欲的に行い、トランプゲームを楽しめるようになりました。またその他の活動にも拒否なく参加できるようになりました。

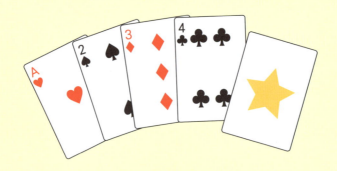

★ゲームに負けると離脱してしまう ➡ スタッフと1対1で

スタッフと1対1で関わる場面をつくり、他者と関わる経験を積みます。

　ゲームに興味があっても、負けると離脱し集団参加が困難だったので、スタッフが1対1で関わる場面を作りました。最後まで勝ち負けが分からないようなルールにする、子どもが多く勝てるようにスタッフが調整するなど子どもに合わせて対応するうちに、勝ち負けのあるゲームでも最後まで取り組めることが増えました。

専門家からのアドバイス

●参加への働きかけを

「勝ち負けへのこだわり」や「なんでも1番になりたい」ことは、発達上のある時期に一般に見られることであり、一概に否定されることではありません。しかし、負けることを恐れて活動やゲームそのものへの参加を拒否したり、勝ち負けの結果でパニックになってしまうような場合は、対応や工夫が必要です。参加したらシールをもらうなど参加したことそのものの価値を高めたり、ダンスや工作など勝ち負けがない活動に参加することで本人が達成感を実感できるような工夫も大切です。勝ちを実感しながら、価値観を広げる働きかけをします。

●負ける経験も大切

この部分では負けたけれど、この部分では勝ちだったとか、何回戦かの勝負で勝ったり負けたりしても最終的に勝つことを経験し、部分的な負けや途中での負けを受け入れる経験をしましょう。障害の特性として勝ち負けへのこだわりが強い場合は、最初は勝負が最後まで分からないような設定や、勝ち負けそのものがない活動をするなどの対応も必要になります。

●勝ち負け以外の価値観をもてるように

「みんなで頑張ったね」「負けたけれどゲーム自体は楽しかったね」など勝ち負けだけではない価値観をもてるように促すことも大切です。基本的には、勝てる機会や一番になれる機会を作りながら、本人の価値観を広げる働きかけをしていくとよいでしょう。大人との1対1の場面で、子どもが勝てるようにしながら、大人が「負けて悔しいけど、次頑張る」や「負けたけれどいい勝負だったね」など声をかけます。経験を積み重ね、ゲームのリーダーなどの役割を担ってもらい他者へ配慮できるように促す中で、次第に「次に頑張ればいい」というような考え方ができるようになって、勝ちへのこだわりは少なくなっていきます。

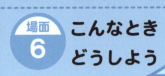

ゲームや課題をしているとき

場面 6 こんなとき どうしよう

ハンドリングで要求するけど何をしてほしいのか分からない

●普段の様子は

　Fくんは保育園と療育センターに通っている年長児です。知的障害を伴う自閉症です。生活全般においてはっきりとした要求をしてくることはありません。自由時間にはニコニコしながら部屋を一人で回っています。

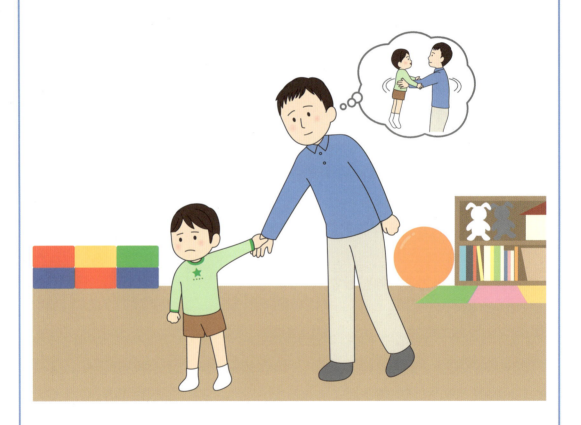

　指導員は、F君が身体を抱えてもらってグルグル回る身体遊びを喜ぶことが分かり、「グルングルン、しようか」と意識的に声をかけて楽しませることを続けました。そのうち指導員の手をつかんで引っ張るハンドリング（クレーン現象）をするようになりましたが、何をしてほしいのかよく分かりません。

身ぶりで要求するのを待って対応

こうしたら
こうなった

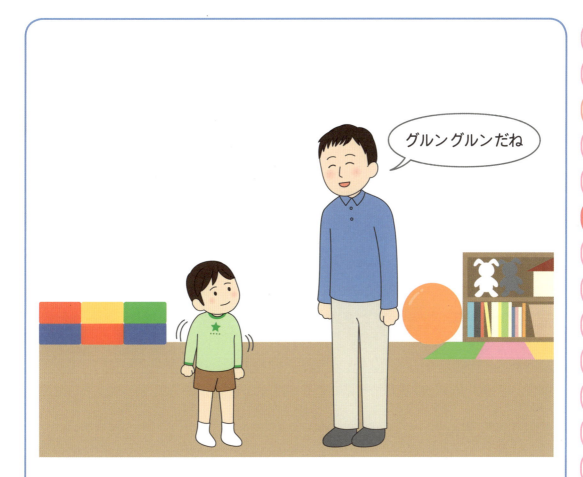

指導員は、Fくんが身体をゆすってグルングルンの身ぶりをするのを待ってから応じるようにしていたところ、自分から身ぶりで要求するようになりました。

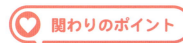

要求が出やすい環境を作ってみる
例えば、好きな絵本を手の届かない高い所に置いてみる
要求が出たらすぐ応じる

どんな伝え方がいいの？

ジェスチャー（身ぶり）での要求にはできる限り応じる

　グルングルンの要求に応じることを繰り返していると、他のことへの要求にも広がりました。指導員の肩を叩いて注意を引いた後に、絵本を指さし、「ちょうだい」のジェスチャーで要求しました。「ちょうだい」の身ぶりからことば（音声）へ、しばらくして「ギュウニュウ」「オソト」などことばによる要求も限られた物について出るようになりました。

こんな場面でも

写真カードでスタッフとおもちゃを選べるように

　スタッフの顔とおもちゃの写真が貼ってあるボードから「○○さん」カードを選び、そのスタッフに渡して、遊びたいおもちゃを要求するようになりました。

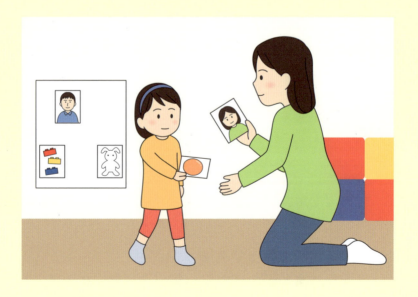

専門家からのアドバイス

●**周囲に関心を示すことが少なく、要求行動が出にくいときは**

　まずは本人の好きな物ややって欲しいことを、大人が一緒に楽しむことから始めましょう。

　ことばが未獲得の段階では、抱っこして欲しいときに両手を広げる（予期的構え）、大人の手を使って欲しい物を取る（ハンドリング・クレーン現象）、操作して欲しいおもちゃを大人に差し出す（提示行為）、事物や動作を表す身ぶり記号、などの方法で要求し始めます（コミュニケーション機能について：P126参照）。

●**「ちょうだい」の身ぶり**

　また要求手段の次のステップとして「ちょうだい」の身ぶりを教えましょう。子どもの要求があるときに、両掌を重ねる身ぶりを介助して教えながら、欲しい物を手にのせてあげます。ちょうだいの身ぶりは片手を出したり、両手を打ち合わせるなど形が整わなくても許容しましょう。繰り返し行っていくことで、次第に自発的な身ぶりや、不完全でも「（ちょう）・・・ダイ」などのことばが出るようになることがあります。

●**ことば（音声）による要求**

　ことばの理解や表現が音声で可能な段階になっても、対人関係を作ることが困難な場合、なかなかことば（音声）を要求の手段として用いないことがあります。そのような場合には、無理のない範囲でちょうだいなど要求表現の音声模倣を促してもよいでしょう。また、ことばでの伝達にまわりがこだわらず、写真、絵、文字などを用いて意志表示しやすくし、確実に受け止めてあげることも有効でしょう。

　無理に言わせようとしたり、間違った言い方を直そうと何度も言い直しをさせたりしては、かえって逆効果となってしまうので、気を付けましょう。

コラム7　要求が出やすい環境を作ってみる

　好きな物や活動が出てきたら、次には要求しやすい環境を作ってみましょう。好きなおもちゃを高いところに置く、タカイタカイを十分満足する前に降ろしてみる、おやつを少しずつ出すなどです。

要求のそぶりがあったらすぐに応じる

　おもちゃの方に手を伸ばす、大人の手を自分の脇の下にもっていくなどの要求のそぶりがあったときは、要求の表現として大切に受け止めすぐに応じてあげることが大切です。「望みが相手に伝わった」という経験を重ねられるよう関わってあげましょう。

コラム8　気持ちを表に出しにくく誤解されやすい子ども

　やりたくなくても「はい」「やる」と答えてしまったり曖昧に笑ってしまう、やりたいことがあってもタイミングが分からず近づいて行けない、といった子どもは自分の気持ちに気付きにくく表現することが難しいのです。そのため、表情やその場の言動のみからは、本人の気持ち・意志が周囲には正確には分からない、あるいは意志とは異なってみえてしまうため誤解されやすいことがあります。

　やりたくないときにパニックを起こすなど派手に拒否を表現する子どもだけに目が行きがちですが、気持ちの表現ができずに我慢して、嫌なことでもやってしまう子どもにも目を向けましょう。本人にとって苦痛な活動にもがまんして参加しているうちに、ずいぶん時間がたってから体調を崩したり（身体症状が出る）、他の活動まで参加できなくなったり、急にパニックを起こし爆発したり、自傷や他害、行き渋りが起きることは珍しいことではありません。表情など様子をよく見て気持ちをくみ取ることが大切です。

コミュニケーション支援の基本 2

③ 止まって待つ (関わり方のポイント)

④ コミュニケーションを取るときの留意点

　ここでは具体的な場面でのコミュニケーションの取り方・関わり方のポイントとして、止まって待つことと、コミュニケーションを取るときの留意点について順にみていきましょう。

❸ 止まって待つ（関わり方のポイント）

　コミュニケーションチェック10ポイント（確認してみよう〜コミュニケーションの取り方〜：P28参照）で、相手との位置関係やコミュニケーションの開始時のタイミング・終了時の結果のフィードバックなど、基本的なコミュニケーションの取り方をみました。ここでは、ちょっと気をつけると相手が自発性を十分に発揮できる関わり方のポイントである「止まって待つ」を紹介します。

　子どもとの関わり方のポイントとして、大人が子どもの行動の開始を「止まって待つ　pause and wait」ことが大切です。行動の切れ目で大人が"止まって"、子どもが何を理解し何を表現しようとしているのかを見て、子どもからの自発的なコミュニケーションの開始を"待つ"関わり方をすると、子どもの自発的なコミュニケーションを育てることができます。

> 　大人が"**止まって**"、子どもをよく見て、子どもからの自発的なコミュニケーションの開始を"**待つ**"

　例えば、「ちょうだい」の要求が出始めたばかりの子どもに、ジュースをあげるときには、大人は行動を止めて（具体的には「1・2・3…」と一呼吸、二呼吸おいて）待って、子どもがどうするか見ていると、子どもは「ちょうだい」を自発します。
　すぐにあげてしまうと、子どもは「ちょうだい」をする間もありません。

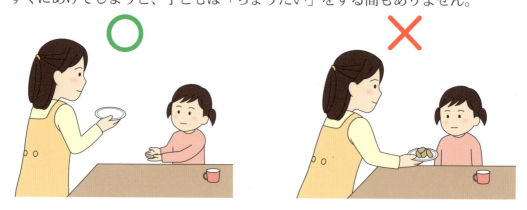

大人が待つと、子どもは身ぶりを自発するようになる

このように、「止まって→子どもの行動を見て→待つ」関わりが、子どもの自発的なコミュニケーション行動を促すための基本的な関わり方として大切です。

　コミュニケーション手段は音声に限らず、身ぶり・絵記号・VOCA（AACとVOCA：P129参照）などのいずれでも同じように対応すればよいのです。

　いくつかの例を見てみましょう。

1. タカイタカイを身ぶり（予期的構え）で要求

　大人と遊ぼうとすることがなかった子どもが、タカイタカイをすると喜ぶようになり、何回も反復して行うようになりました。そこで、タカイタカイをして子どもを降ろした直後に、大人が子どもから少し離れて腰をかがめて待っていると、子どもは近づいてきてタカイタカイのポーズをするようになりました。これはタカイタカイを要求する身ぶり（予期的構え）での発信（表現）です。

　それに対し、大人が先にタカイタカイの構えをしながら子どもの方に近寄り「迎え」に行くと、子どもは身ぶりをする間がありません。せっかくのコミュニケーションのチャンスがなくなってしまいます。

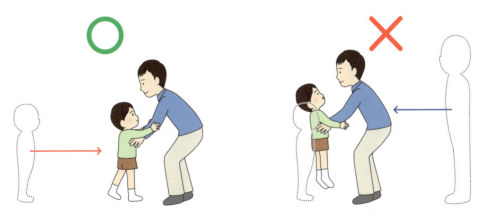

大人が先にタカイタカイをせずかがんで待つと子どもはポーズを自発する

2. イエス－ノーの表現

　大人は急須を持って、「お茶もっと飲む？」と聞いています（場面8：P92参照）。本人が返事をするまで、急須を止めて待っています。少し待つと、子どもは自分からイエス（「アイ」）、ノー（ニュートラルな表情で口を閉じている）と返事をします。

　大人が急須を持ってすぐに、「お茶飲む？」と言いながら、子どもの返答を待たずに注ぐと、イエス－ノーの意志表示をする機会がありません。

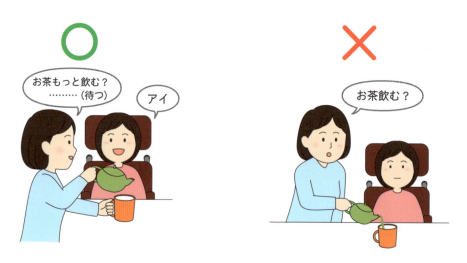

大人が待たずに注いでしまわず、イエス・ノーの表現を待つ

3. 実物、VOCA（AAC）の導入・使用

　写真カードやVOCA（AACとVOCA：P129参照）の導入時にも、環境設定や関わり方の工夫が必要です。要求表現がない子どもがおかわりの要求をする例で、スモールステップに沿って考えてみましょう。

【環境設定】

　まず環境設定です。おやつのときに、おかわりの要求を出せるように菓子や飲み物を少しずつ出し、おかわりの要求表現が繰り返し出やすい環境を設定します。

【皿の提示行為による要求】

〔ステップ1〕子どもが食べ終わりおかわりが欲しそうになったら、空になった皿を持ち上げて提示するように介助ないし教示する。

〔ステップ2〕食べ終わったら、大人は子どもに注目しながら待ってみる。数秒すると、子どもは皿を取り、大人に差し出し、おかわりを要求する。

〔ステップ3〕やがて食べ終わると、すぐに皿を差し出して要求する。

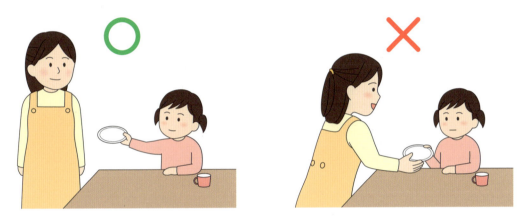

大人はすぐに渡してしまわずに待つと、子どもは皿を提示して要求するようになります。

《好ましくない関わり》

〔ステップ1〕で子どもが食べ終わると、すぐに皿に菓子を入れてあげる。
〔ステップ2〕で子どもが皿を取ると、皿を子どものすぐそばまで取りに行く（迎え）。
子どもは差し出す機会がなくなってしまいます。

【おかわりする菓子の選択】

　2種類の菓子をファスナー付きビニール袋に入れ、子どもの前に置く。子どもは好きな方を1つ選び取って、「皿」と同様に、大人に差し出し（提示行為）開けるように要求する。
〔視覚的手がかりの段階的変化〕最初はファスナー付きビニール袋に入った実物の菓子→菓子のパッケージ、パッケージを切り取り台紙に貼ったもの→写真カード、と順次変化させる。できるようになったら、視覚的手がかりなしに「チョコとクッキー、どっち？」に対し、ことばで答えてもらう。

【VOCA でおかわり】

　おかわりできる菓子や果物の写真やパッケージの一部を切り取り、そのうち2種類を VOCA のシートに入れ、子どもの前に置いて提示する。大人は子どもを見ながら、子どもが選ぶまで待つ。子どもは1つを選び、VOCA のボタン・キーを押すと、VOCA から「バナナ」と音声が出ておかわりを要求する。

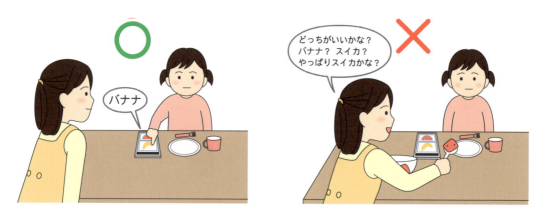

すぐにあげずに大人が待つと、子どもは VOCA を押して要求するようになります。

《好ましくない関わり》

　VOCA を提示するが、待たずに「どっちがいいかな？　バナナ？　スイカ？　やっぱりスイカかな？」と言う。

4. 受信（理解）

　ことばの発信（表現）面だけではなく、受信（理解）面でも、止まって待つ関わり方は大切です。

　翌日の保育園の予定を何度も確認に来る子どもに、園のカバンと帽子という実物で予告すると分かるようになりました（場面1：P40 参照）。この子どもも実物を使って予告し始めた最初は、実物を見せてちょっと待つと、何か分かった様子で、ふっとおもちゃの方へ戻りました。

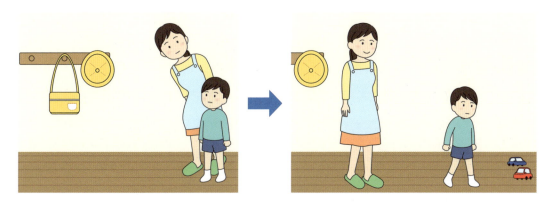

大人が待って見守ると、子どもは考えておもちゃに戻る

5. 受信（理解）－行動の自己調整－

　病院で「帰ろう」と言われても、何か不承不承の様子の子どもが、そのとき砂時計を目にして「時計が終わったら帰る！」と言いました。もしこのとき母親が子どもの行動を待たずに「もう終わったんだから、帰ります」と言っていたら、子どもは従ったかもしれませんが、後にモヤモヤしたものが残ったでしょう。この場ではちょっとしたことですが、このようなモヤモヤが長年降り積もるといつか爆発するかもしれません。

　母親が、砂時計が落ちるのを待ったことで、子どもは後腐れなく、スッキリと気持ちを切り替えることができました。このように、日常のちょっとした場面で子どもの一見不可解な行動も、ちょっと待ってみると「なんだ、そうしたかったのか」と、子どもなりの理由を理解できることがあります。

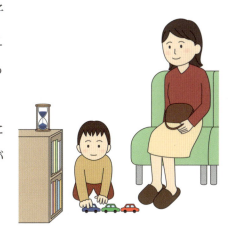

ことばだけではなく、行動や遊びでも止まって待つ関わりを活用できます。

6. 活動・遊び

　椅子取りゲームのルールが分からないので、やり方を変えて円の中に入るルールに変えたところ参加できた子どもがいます（場面4：P60参照）。
【ステップ1】円の中に入ることを最初は手をつなぎ教示する。
【ステップ2】手を引かずに動作を止めて待ってみる。ちょっと待つと自分から円の中に入ろうとする。

　言語的なコミュニケーション以前に行動のレベルから「止まって」「待つ」関わり方をすると、子どもの自発性を育てることができます。

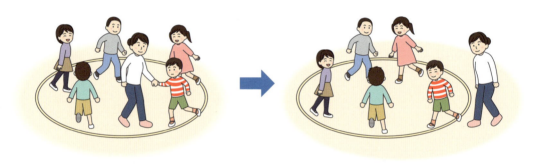

〔ステップ1〕大人が手をつないで教示　　〔ステップ2〕大人は見守る

7. 私たち大人の場合は

　ここで私たち大人の行動習得の過程を振り返ってみましょう。例えば、車の運転を覚えるときを思い出してみましょう。

　最初は、車庫入れをどうすればいいのか全く分からず、教習所の教習員の言われるままにハンドルを回します（教示）。次第に自分でポールなど視覚的な手がかりを使ってハンドルを切るタイミングを見極め、ゆっくりと入れられるようになります。このとき、教習員は黙って待っています。ここで教習員から急かされたら、「ちょっと静かにしてて！　今考えてるんだから！」と言いたくなりますね。その後、スムーズに車庫入れできるようになります。

このように大人でも何かを教わる・覚える・教えるときには「止まって待つ」関わりが必要です。相手の様子を見ながら「早めに教えるときだ」、「今はちょっと待っていよう」と関わり方をうまく使い分けられる人が、「教え方が上手い人」と言われます。

8. 留意すること
　止まって待つことは子どもとの関わりで大切ですが、使う場面や使い方を誤ると弊害も生じます。特に、以下の2点には注意が必要です。

(1)「止まって待つ」と「先手を取る（後追いを避ける）」との使い分け
　例えば、朝の会などの集団活動が終わり次の活動に移るときに、子どもが離席して、担任の先生が後を追って連れ戻すことがあります。これは子どもが次の目標が見えなくなるために、自分なりの目標（外に出よう・ブロックで遊ぼう）を見つけ行動してしまうことから起こることが多いのです。その結果先生が子どもの後を追うことになってしまいます。

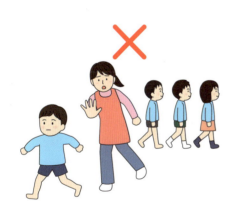 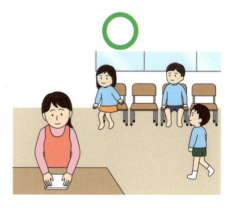

子どもの後を追う後手の対応ではなく、子どもが自発的に動ける工夫
（トランジションエリア）

　このようなときは、集団活動が終わったら、次にまずトランジションエリア（移行場所）の椅子に座るように促すと、子どもは自分で座るようになります。次に子どもが移動する部屋の写真を示し移動します。あるいは、子どもが朝の会のカードを、フィニッシュボックス（完了したカードを入れる箱）に入れ、次のカードをスケジュール表に貼ります。

もちろん子どもが立つ前に、間を置かずに「座っています」と声をかけたり、言わば"つなぎ"の手遊びや歌をすることも有効です。活動の切れ目など子どもが目標を失いやすいときには、次の活動や行動を示すとよいのです。このときは止まって待つのではなく、先手を取る（先回り）対応をすれば、後追いしなくてすみます。

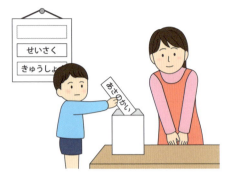
活動が終わったらボックスに入れる

(2) 止まって待ち過ぎると…

　「止まって待つ」ことは、子どもがちょっと時間をかけて考えればできる行動のときに有効ですが、大人があまり意識しすぎてしまうと間延びして、活動のテンポが失われる場合があります。自分からコミュニケーションや行動することが難しい場合にも大人が待ってしまうと、子どもは分からない無目的な状態に置かれ続けることになり、注意が他に逸れ離席などの逸脱行動に至ってしまいます。

　待てばできるのか、待ってもできないから早めに教示するのか、の見極めはなかなか難しいものです。

　日常の関わりで「止まって待つ」ことを意識して使うようになると、子どもの様子が見えるようになり、「この子はこの行動のときは『1、2、3』と数えて」、「この子はもっとゆっくり10数えて」、「新しい行動だからすぐ教示」、「今は待たずに先手を取る（先回り）」と場面や行動に応じたタイミングの取り方が分かってきます。

　子どもからのコミュニケーションや習得途上の行動は止まって待ち、子どもが目標を失いやすい活動の切れ目では先手を取った早めの対応と、今はどちらの対応が適切か、ちょっと止まって考え、使い分けましょう。

　「止まって待つ」は、特に、コミュニケーションの「始まり」（コミュニケーションチェック10ポイントの①今、必要なコミュニケーションか？、②声かけのタイミングは？）と「終わり」（⑨相手が理解できたか？、⑩相手がどう受け取り、どう行動するか？）に使うと、子どもがよく見え子どもに合わせて関われるようになります。

本書で紹介したいろいろな工夫も、普段のコミュニケーションの中で、子どもの状態に合わせて使わないと、「絵に描いた餅」になってしまいます。実際に本人を目の前にして適用する際には、絵に描いた餅にならないように、ここで述べた「止まって待つ」を思い出して使ってみてください。

④ コミュニケーションを取るときの留意点

　インタビューで伺ったお話の中からエピソードを取り上げました

1．本人とコミュニケーションしましょう

　ガイドヘルパーが外出先の希望をカードで本人に聞いています。先週と同じところを選んだので、母親が違う場所にするよう勧めています。そうした際には本人抜きに母親とガイドヘルパーの間で決めるのではなく、本人とコミュニケーションし、本人が自分で選ぶことが大切です。

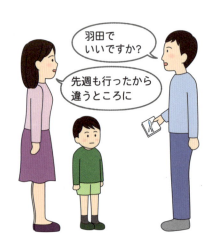
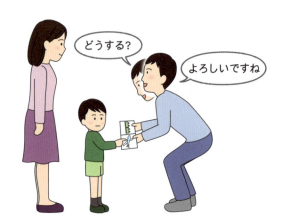

2．場面に応じたコミュニケーション

　50代男性、電動車椅子を利用しています。発音が聞き取りにくいことがあります。ガイドヘルパーは野球の結果などの世間話は、ことば（音声）でやりとりしています。テンポよくスムーズな会話を重視しているためです。本人が行きたいところなど意志を確認するときは、コミュニケーションボードを使って、時間がかかっても確実にコミュニケーションを取ります。このように、場面によってコミュニケーションの取り方を使い分けることも効果的です。

3．場面によって適切な声かけはちがう

　家庭では母親が強い口調で何度も起こしに行っても起きません。ショートステイを利用したときも職員がいろいろな声かけをしてみましたが、静かな声かけより、明るく活気のある声かけをするほうが、起きられることがわかりました。

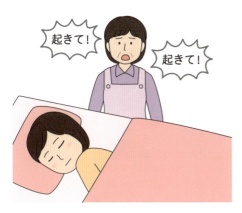

家庭で

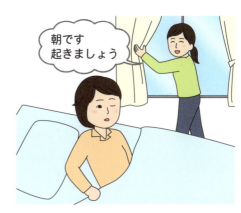

ショートステイで

4．説得するときは真剣に

　差し迫ったことは「真剣」に伝えてみましょう。

　ある小学生が気に入らないことがあって、泣き叫び続けて止まりません。その声で近くにいた赤ちゃんが泣き出してしまいました。本人に、「赤ちゃんが困って泣いているね」と、真剣に伝えてみたところ、男の子は泣きやみました。

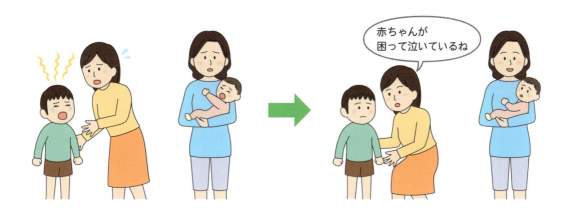

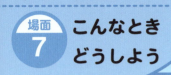

課題ができないと床にひっくり返ったり、部屋から出てしまう

●普段の様子は

Gくんは療育機関に通っている5歳の男の子です。

字が読め、お話しも上手にできますが、急に機嫌が悪くなってしまうことがよくあります。

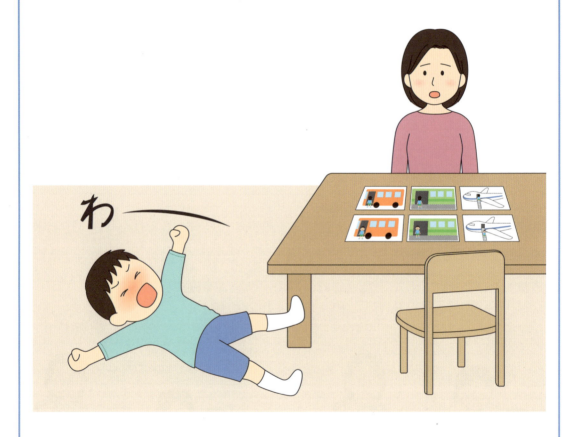

　課題が分からなくなると、集中力がなくなり、不機嫌になってしまいます。

　部屋を飛び出してしまうことも多く、戻るように声かけをしますが戻りません。指導員は自分から戻って来るまで待つか、手を引いて戻らせていました。

分からないときには、「わからない」「手伝って」の文字カードを使って表現する

こうしたらこうなった

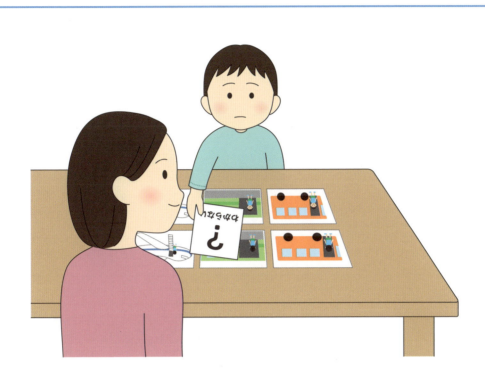

　分からないときや困ったときには、人に聞いたり頼めばよいということが分からないようです。

　課題が分からなくなったら、「わからない」と言えばいいことを伝えました。でもなかなかことばで言うのは難しいようなので、「わからない」カードを作り、机に置いておくことにしました。

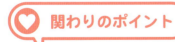
関わりのポイント

子どもが「わからない」「手伝って」と表現できる手段と機会を提供し、周囲の人の援助を求められるようにする

本人の視点で考えてみよう

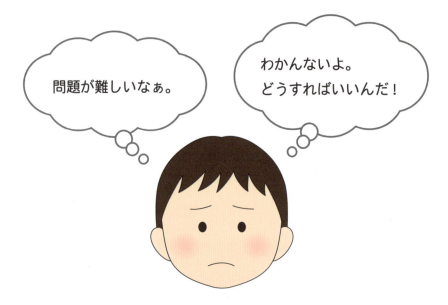

どんな伝え方がいいの？

「今○○だったんだね」と、気持ちをくみとり、その気持ちを代わりに表現してあげましょう。このことは、大きくなったとき、自分が困っていることや手伝ってもらいたいことを周囲の人に言えることにつながります。

できないのがイヤで飛び出す ❌ 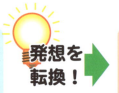 発想を転換！ ➡ 困っていることをどう伝えていいかわからない

こんな場面でも

　Uさんは、入所施設にいる知的障害を伴う自閉症の20代の女性です。3語文程度の理解が可能ですが、ことばが不明瞭で聞き手の推測が必要です。スケジュールを提示されても次の活動に自分から移ることが困難で、確認したい様子なのに声をかけられるまで行動しません。

　作業時間に職員から声をかけられると、スケジュールを指して職員に向けて確認するような様子を見せてから次の活動を始めるなど、自分の行動が正しいか自信がなく職員に確認したい様子でした。また、材料が不足していたり、作業がうまくできなかったりするときには職員を自分から呼ぶことはなく、声をかけられるまで行動しません。

★ 伝え方をスモールステップで習得する工夫

　VOCA（スーパートーカー）（AACとVOCA：P129参照）を使って、誰を呼びたいか、何を伝えたいか明確にする取り組みを開始しました。

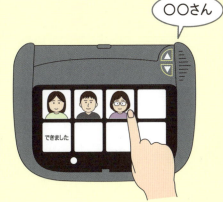

　経過は次の通りです。
① VOCAを使って「○○さーん」と職員に呼びかけた後、「できました」と報告して作業内容を職員が確認しました。
② VOCAを使ってスムーズに職員を呼び、職員の確認を受け、自分から次の作業に移るようになりました。
③ 次に職員の名前を呼んだ後に「手伝ってください」と援助要請する設定をしました。

④「手伝って」と職員に伝えた後に、作業内容である刺繍やミシンを表す身ぶりや不明瞭な発声で「何を手伝ってほしいか」を具体的に伝えるようになりました。

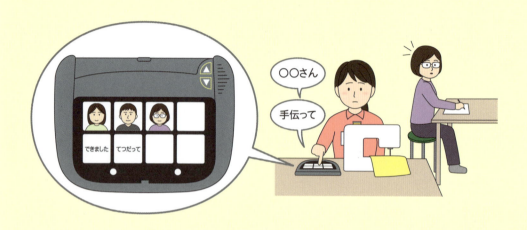

⑤その後、VOCAが手元にない場面でも、職員の肩を叩いたり身ぶりをしたりして自分から報告することが増加しました。

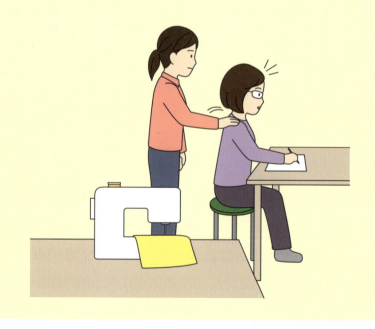

製作・販売元
スーパートーカー（エーブルネット社）販売元：パシフィックサプライ
https://www.p-supply.co.jp/

専門家からのアドバイス

●援助を求める表現を身につける

「できない・わからない・手伝って」など援助を求める表現を身につけることはとても大切です。これらの援助要請やヘルプの要求（援助要求）は、まずは周囲の大人が示してあげるとよいでしょう。

カードやVOCAなどすぐに使える手段から教えていきます。話せる場合は、「わからない」「手伝って」と相手の人に気持ちをことばで言うように促すと効果的なこともあります。

●気持ちを表現できない場合は代弁して聞かせる

ことばで会話ができても、「もっと遊びたい」、「○○したい」を言えない、「わかりません」と言えない、手伝ってもらうよう援助を求めることができない、など自分の気持ちを表現できない場合があります。

まわりの大人が「もっと遊びたかったんだね」「わからなかったんだね」と本人の気持ちを代弁して聞かせてあげましょう。このことで、本人は自分の気持ちに気づくことができ、時には、自分から言えるようになることもあります。

●気持ちを分かってもらえたという成功体験を積み重ねる

自分の困惑した気持ちを大人に分かってもらって落ち着くと、活動に参加してみようという気持ちが出てきます。このように周囲の人に相談して助けてもらうことで、成功体験を得ることができます。これらの体験は、自己肯定感や周囲の大人への信頼感を育て、新しいことにチャレンジする意欲にもつながっていきます。参加→（相談・援助）→成功体験→自己肯定感→参加・・・というよい循環を作っていきましょう。

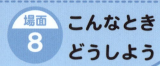

はい―いいえの意志表示が読み取れない

●普段の様子は

5歳のHちゃんは「ご飯」、「お風呂」、「終わり」など簡単な単語の理解ができますが、運動障害のため指さしはできません。
身近な実物を2つ呈示して「○○どれ？」とたずねると、視線を向けることができます。

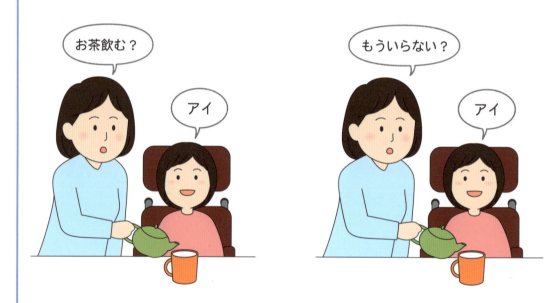

「お茶飲む？」とことばだけで聞かれるとHちゃんはいつも笑顔で「アイ」と答えてしまうため、「はい」「いいえ」の意志が読み取れません。「お茶飲む？」と聞かれても、「もういらない？」と聞かれても、どちらにも「アイ」と答えるので、大人は何度も聞き返してしまいます。

実物を見せながら話しかけて、子どもの表情を見る

こうしたらこうなった

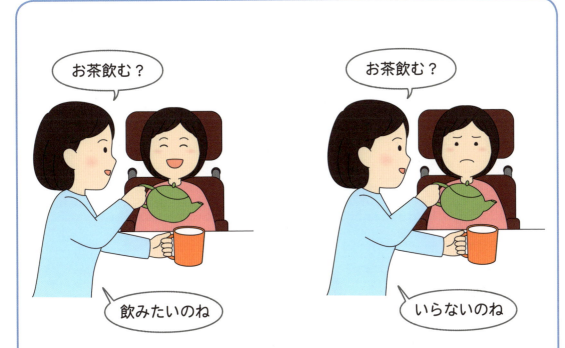

　実は、Hちゃんは、理解できることばの数が少なく、何を聞かれているのかよく分かっていませんでした。そこで、急須とコップをしっかりと見せながら「お茶飲む？」と話しかけて待つようにしました。Hちゃんはのどが渇いているときには、うれしそうな表情で口を開き、反対に飲みたくないときには、嫌そうな表情をして口を開かないということが分かりました。

♡ 関わりのポイント

理解できることばが少ないときは、ことば（音声）だけに頼らずに実物を示しながら話しかける
子どもをよく見て、反応するのを待つ

本人の視点で考えてみよう

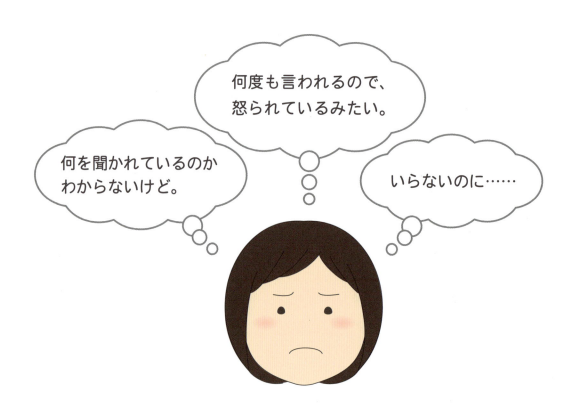

どんな伝え方がいいの？

急須とコップの実物を見せながら「お茶飲みますか」と話しかけましょう。

「ご飯」、「お風呂」、「終わり」など簡単な単語の理解ができていても、ことばかけと同時に関連する実物を見せることによって、ことばの理解を補うことができます。

専門家からのアドバイス

●子どもの応答の方法を知る

　その子ども独自の方法で応答する場合もあるので、関わる場合には、まず最初に家族にコミュニケーションの取り方をたずね、意志の確認方法を共有します。その場で本人と家族の実際のやりとりを観察したり、写真を撮って他のスタッフと共有するのもよいでしょう。

●快・不快の感情を読み取る

　「もう１回やりますよ」と関連する実物を見せながら話しかけ、表情だけでなく、声の調子、身体の動きや筋緊張などをよく観察し、快・不快、「やりたい」「やりたくない」という本人の気持ちを読み取ります。

　その後、「やりたいんですね」「もうやりたくないんですね」とその人の代わりに言語化することによって、「はい」「いいえ」の応答の代わりとします。

Hさんのその後の経過

「はい」「いいえ」 ～その後～

○「はい－いいえ」の応答

ことばのやりとりで「はい－いいえ」が確実にできる段階とは

　質問の内容にもよりますが、身近な人、物、場所などの名前や簡単な動作語の理解ができるようになる頃に、「はい」「いいえ」をきちんと応答できるようになることが多いです。

　Hちゃんは理解できることばが少ないので、生活場面では、理解語彙を増やすために、

(a) 「タオル、どうぞ」「(くつを) はきますよ」と物の名前や動作を表すことばかけを丁寧にしたり、

(b) 「タオルはどれ？」とたずねて、視線で探すよう促しました。

　小学校2年生になると、Hちゃんは、日常生活でよく使う物の名前や、「食べる」、「寝る」、「行く」などの簡単な動作語を聞いて理解することができるようになりました。そこで、お茶を飲んだ後に「お茶もっと飲む？」と聞いて少し「待つ」ことにしたら、小学校3年生で「はい－いいえ」が確実にできるようになりました。

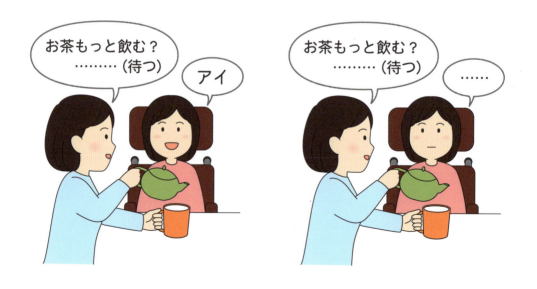

【小学校2年生】

　Hちゃんは、初めは聞かれていることが分からないのか、困った顔をしていましたが、ちょっと待っていると飲みたいときだけ「アイ」と返事をするようになり、飲みたくないときには返事をしなくなりました。

【小学校3年生】

　「いいえ」が「返事をしないで黙る」という表現のままだと、「質問を理解していない」などと誤解される可能性があります。Hちゃんの場合は、小学校3年生ごろから「いいえ」は「顔をそむけ視線をそらす」ように練習しました。

○「はい－いいえ」以外の「考え中」の応答

【小学校6年生】

　6年生では、目を上に向けて考える表情をする「考え中」の表現を、「はい」「いいえ」に続く第3の応答として導入しました。

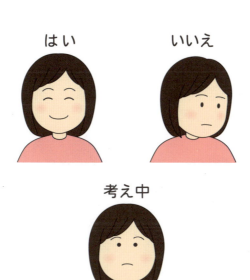

成長に合わせたコミュニケーションボードの工夫

　ことばの理解の発達や生活の拡がりに合わせて、自分の気持ちを表現する力を育てたいと考え、周囲の人たちが気持ちを読み取れるような工夫を行っていきました。

　コミュニケーションボードは、話しことばでの理解や表現が困難な人とコミュニケーションするときに、絵や写真を指して意志を伝え合うためのものです。Hさんは指さしができないので、絵や写真に視線を向けて意志を伝えることができる透明なコミュニケーションボードを使い始めました。

　Hさんの顔の前に透明のボードを呈示し、大人はHさんの視線の高さにかがんで「なあに？」「だれ？」などとたずねます。Hさんの視線が止まった所で「○○ですか？」と確認します。合っているとHさんは「アイ」と返事をします。

　最初に作成したのは、家族の切り抜き写真を入れた「わたしのうち」ボードです。

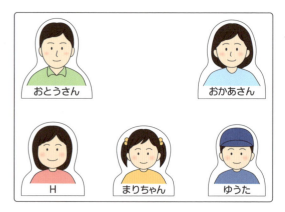

「わたしのうち」の透明ボード

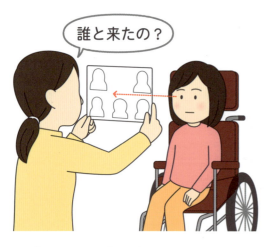

まずHさんは透明ボードに注目します。

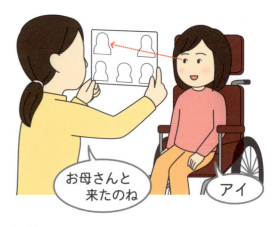

視線がお母さんの写真のところで止まったので、「お母さんと来たのね」と確認しました。

その後も場面やテーマごとにボードを増やしていきました。

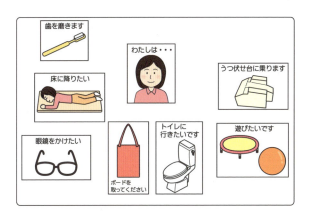

「教室用」の透明ボード

○年齢にふさわしい感情表現の習得
【中学生】

　視線で選ぶコミュニケーションボードは、話題の拡がりに応じて種類が増えました。Hさんが自分の気持ちを表現できるように、感情を表す語彙のボード（「気持ち」の透明ボード）も作成しました。そのボードには、その年代の女の子らしい言い方や「超！むかつく」など、友達やきょうだいがよく使うことばも入れました。すると、「むかつく」の絵を見て発声し、「おかあさん！超！むかつく！」と不満を表現していました。Hさんは母のがっかりした表情を見て、きょうだいとともに歓声をあげストレスを発散していました。

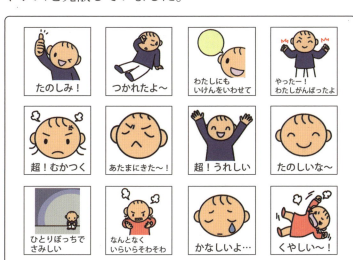

「気持ち」の透明ボード

絵はドロップレットプロジェクトから無償公開されているシンボル「ドロップス」を使用しています。

ドロップレットプロジェクト
http://droplet.ddo.jp/

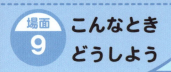

場面 9 こんなときどうしよう

食べたり飲んだりしているとき

予告カードを使っているうちに、いつの間にか！

●普段の様子は

Yさんは自閉症の診断を受けています。
2語文の理解ができますが、話せない中学生です。

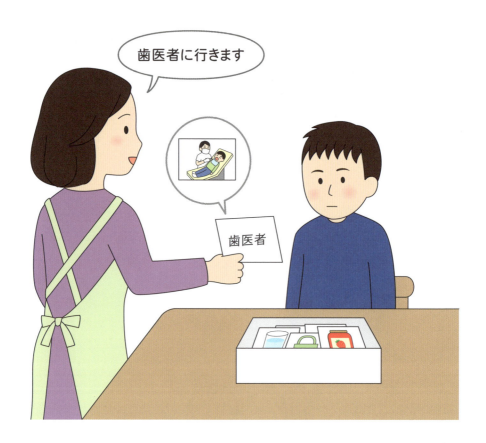

　お母さんは、予定を予告するために、カードを提示しています。Yさんは箱の中の他のカードもなんとなく見ているようです。

予告に使っていたカードを要求にも使うようになった

こうしたらこうなった

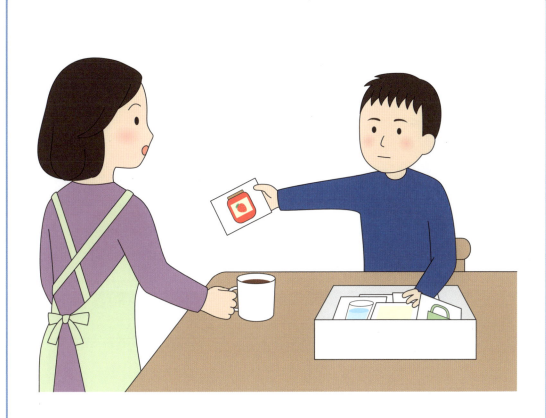

　Yさんは、紅茶を甘くして飲むのが好きです。普段お母さんが予告に使っているカードの中から、自分でジャムのカードを出して、「紅茶に入れてほしい」とお母さんに要求することができました。

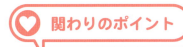

関わりのポイント

予告用カードを使い慣れてくると、要求や意志表示につながることも

でも…こんなときどうしよう

　予告に使う絵カードを、子どもが自分の要求に使うようになったが、今度は大人が予告しようとしても、子どもは要求に使おうとし、予告には使えなくなってしまいました。

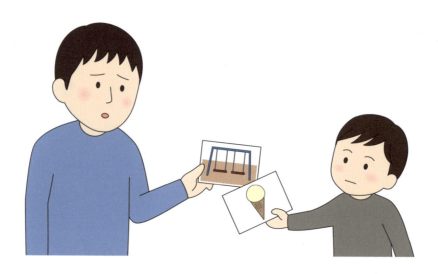

どんな伝え方がいいの？

　予告と要求が混乱しないようにひと工夫しましょう（使い方・保管場所・管理する人など）。

予告カードはおとなが予告にだけ使うものだ ❌　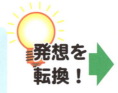発想を転換！　→　予告カードは子どもの要求にも使える

専門家からのアドバイス

カードの使い方や管理の工夫

●**要求と予告で、別々のカードを用意する**

例えば、予告用カードは四角、要求用カードは楕円と形を変える、予告用カードは水色で縁どり、要求用カードはピンクで縁どりと色を変えるなど、見た目でも違いを明確にしておくと分かりやすいでしょう。

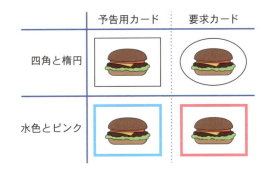

●**特別カード（スペシャル選択カード）を用意する**

要求用カードも、普段要求してよいものと、土日など特別なときに選ぶもの（水族館や新幹線などの、スペシャル選択カード）を別々に用意します。例えば普段用は冷蔵庫など手に取りやすい場所に貼る、外出の日のスペシャル選択（場所や食べ物）カードは別の缶に入れておき、使うときに出すことにすると混乱なく使えるようになります。

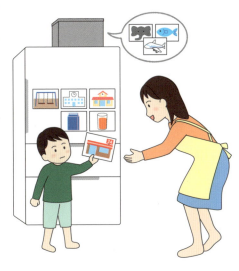

●**予告したのに子どもが入れ替えるとき**

　提示した予告カードを、子どもが自分のやりたいものに勝手に入れ替えてしまうときがあります。そんなときは、スケジュールは紙に書いたり、印刷したものを使って入れ替えられないように工夫をします。

　さらに、選択できる活動の時間はスケジュールを空欄にしておき、カードを自分で選べるようにしておきます（他の時間は変えられないように印刷されている）。

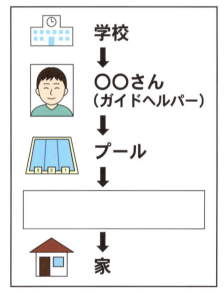
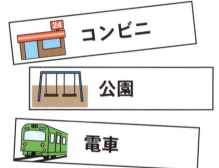

コラム9　視覚的支援（絵カード）での「予告と要求」について

　要求行動が活発になり自己主張が強くなると、絵カード（写真・絵記号などを含む視覚的手段）で予告をしても、子どもは別の所に行きたいと別の絵カードで要求してくることがあります。また、絵カードを予告と要求の両方に使ったら子どもが混乱してしまったため使わなくなったということもあるようです。しかし、絵カード（視覚的手段）を理解（予告）と表現（要求）の両面に用いることができると、子どものQOL（生活の質）が向上します。是非上手に活用しましょう。

予告を可視化してイメージをもちやすく

　絵カードなどの視覚的手段を用いることで、予告した出来事が目に見えるので、はっきりとしたイメージをもつことができます。ことばだけでは具体的なイメージがもちにくい子ども（自閉症スペクトラムなど）には、とても分かりやすくなります。

要求は自立への大切なステップ

　要求は、子ども自身の欲しい物やしたいことの表現です。絵カードは、自分の意志をはっきりと表現し、大人に伝えるための手助けとなります。ライフステージを通した自立・自律という点からも、大人が予告した通りに行動することだけが大切なのではなく、自分の意志で自発的に行動できるようになることも重要です。

予告と要求の両方に使えるようにひと工夫

　まず、予告と要求が混乱しないように、予告と要求を物理的に区別し、カードを使い分けたり組み合わせたりします。

　例えば、スケジュールを決める（予告）ときに、大人が提案した複数の絵カードから子どもの意志と大人の意向を相談（調整）しながら、スケジュールや行き先を一緒に決めてみてはどうでしょうか。強い自己主張に手を焼くことがあるかもしれませんが、どちらかの意向を押し通すということではなく、大人の意向と子どもの意向を出し合い（提案）、話し合い相談しながら、歩み寄り、妥協点（折衷案）を見出すことができるようになるとよいでしょう。

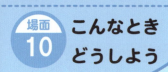

2時間かけて行ったのに、目的地には10分しかいない

●普段の様子は

Jさんは知的障害の20代男性です。

発語はなく、普段は作業所に通っています。鉄道に興味がありいろいろなことを知っています。

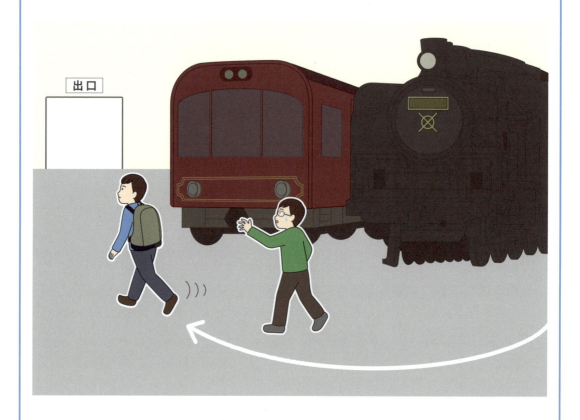

　Jさんは鉄道が好きで、鉄道博物館にガイドヘルパーと一緒に、よく出かけます。でも2時間近くかけてやっと着いたかと思うとすぐ帰ろうとします。鉄道が好きかと思い、中の展示を見るように誘っても嫌がり、10分くらいで館内を一回りするとすぐ帰りたがります。本当に好きなのかよく分かりません。

その人の楽しみ方を尊重

移動することに興味があるので、往復違うコースを作りました。
こういう楽しみ方もありだなと一緒に楽しんでいます。

こうしたらこうなった

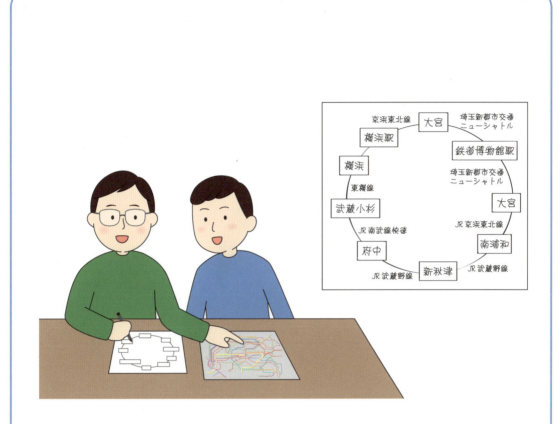

　Jさんの楽しみは、目的地でゆっくり見ることではなく、電車に乗ることそのものだったのです。そこで、交通機関"周遊コース"を設定したら、大いに興味を示しました。

関わりのポイント

本人の興味・関心を見極め、支障がなければ、本人の価値観を尊重する。支援者も一緒に楽しめばお互いに"楽"

本人の視点で考えてみよう

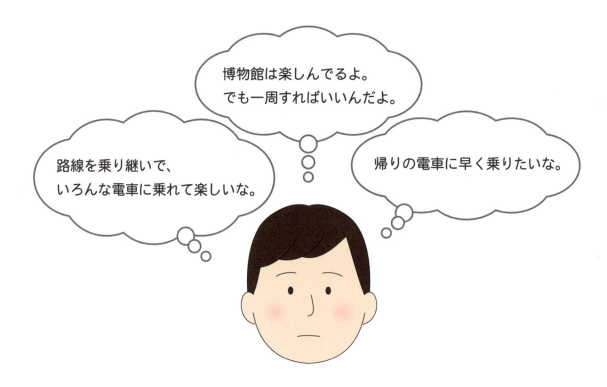

路線を乗り継いで、いろんな電車に乗れて楽しいな。

博物館は楽しんでるよ。でも一周すればいいんだよ。

帰りの電車に早く乗りたいな。

どんな伝え方がいいの？

　Jさんは、鉄道に興味があり、いろいろなことを知っています。でも、興味があるのは、乗ってどこかに行くことであって、博物館で車両や展示を見たりするのは短時間でよかったのです。Jさんの興味を理解し、ペースを尊重し、無理に見学を促さないようにします。

わざわざ来たのに何にも見ないのはもったいない 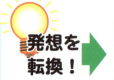 発想を転換！ ➡ 興味の持ち方は人それぞれ

専門家からのアドバイス

●好きなことを関わりのきっかけに

回るものなら何でも大好きな保育園に通うWくん。箱や棒など何でも回して楽しんでいます。遊園地に行くと、自分は乗らずにメリーゴーランドが回るのをじっと見ているのが好きです。

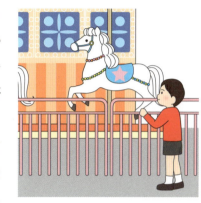

Wくんの興味に沿って大人が一緒に回してあげたり、見たりしているうちに、回してほしいと物を渡したり、手を引いて一緒に見ることを要求するようになるなど、関わりをもてるようになりました。

●みんなが楽しいことでも本人には苦痛になっていることも

いろいろな「楽しい」経験をしてもらいたいと周囲が考えていても、本人にとってその経験が必ずしも楽しいとは限りません。実はWくんは感覚刺激に対する過敏さがあり人混みが苦手で、調子が悪くなることも多かったのです。それでも保護者はWくんを毎週末、動物園や遊園地に連れていっていました。みんなが楽しいと思っていることはWくんにとっても楽しいはずと思っていました。相談機関の専門家から、外出が本当にWくんの楽しみなのか、ゆっくり家で過ごすことも、Wくんにとっては楽しいことなのではないか、とアドバイスを受けました。

●完成させることが大事？

例えば、1000ピースのジグソーパズルを何日もかけてやっと完成したのに、すぐに壊してしまう人がいます。せっかく時間をかけて完成したのにもったいないと、つい思ってしまいがちです。しかし、本人にとっての楽しみは、完成させることよりも作る過程なので、何度も壊しては作るのだという場合もあります。

コラム10　まわりが発想を変える

　様々なことを学んでほしい、もっと成長してほしいと願うあまりに、大人は子どもの興味や意志よりも、期待した通りの行動をしてほしいと思いがちです。遊びや余暇の時間では、本人の楽しみ方ややり方を尊重してよい場面は多くあります。

　発達段階の幼い子どもや自閉症の人には、ビデオの同じ場面を繰り返し見たり、同じ音楽をずっと聴いていたりする行動がよくみられます。子ども自身が十分理解しているものを、繰り返し見たり聞いたりすることで自分の興味やこだわりが満たされるからなのでしょう。他の本やビデオを見せても、またいつもの同じ本やビデオに戻ってしまい、周囲はこのままでよいのかと気になってしまいます。しかし、それらが子どもの楽しみなのだと認めて、繰り返し読んであげたり、見守ってあげることが大切です。

　十分に理解し楽しむと徐々に興味が広がっていきます。十分楽しんだ後に、本やビデオについて少しずつ子どもに質問したり、内容を説明してもらったり、一緒に関連する話をするとよいでしょう。また、他の似通った本や歌などを紹介してあげるのもよいでしょう。

●その人が興味をもったことを尊重する

　同じ「電車が好き」な人でも、Jさんのように電車に乗ること自体が好きな人もいれば、電車の種類や路線図に興味のある人もいます。電車のアナウンスや振動音が好きなど、限られた部分にのみ興味を示すこともあるでしょう。一般的な楽しみ方や、周囲が面白いと思うことをそのまま当てはめず、その人が興味をもったことを尊重することを、特に余暇の過ごし方では優先します。

　視点や発想を変えるということは、個々人の価値観を尊重することです。どんな場面でも、子どもが楽しんだり、満足していると、周囲の大人も無理に説得したり、強制する必要もなく、また子どものうれしそうな顔を見ることで、大人もハッピーになるという、双方が楽になる関わり方です。子どもの興味やこだわっている点がどこにあるのか、大人の視点からではなく、子どもの視点に立ってみると彼らの世界を理解することができるかもしれません。

コラム 11　提案と相談

　Jさんの事例では、鉄道博物館への行き方を本人と相談しながら決めています。行き先をどこにするか、動物園か鉄道博物館か、まず大人から選択肢を提案しました。そして、本人がその中から選び、行き先が決まりました。

　このように、普段から、行き先に限らず、食べ物や飲み物・着ていく服などちょっとしたことを、大人がすべて決めてしまうのではなく、「今日はこれ着ようか？」と軽く投げかける（提案）ことを意識しながら継続していくと、子どもは次第に自分で選び決めるようになります。

　さらに自分からこれがいいと自己主張＝提案するようになります。子どもの提案と大人の提案を突き合わせ、相談するようにします。

　大人が提案し子どもと相談することで、子どもも一方的に主張するのではなく、提案し大人と相談するようになってきます。

　大人から提案（行き先、食べ物など）→子どもと相談→決定（大人の提案通り－折衷案－子どもの提案通り）という流れを、積み重ねていきましょう。

　予告で先の見通しが分かること、要求で自分の意志を表現することができるようになったら、さらには行き先を大人と子どもが相談しながら一緒に決め、自分の意志と大人の意向を調整し、行き先やスケジュールを決めていけるとよいでしょう。

外出しているとき

場面 11　こんなときどうしよう

行きたいお店と違うとひっくり返って泣き叫ぶ

●普段の様子は

Kくんは自閉症の4歳の男の子です。

単語の理解ができますが、発語はまだなく、手を引っ張るなどの動作で要求を表現しています。要求が通らないときは叫び声をあげて、地面にひっくり返ってしまいます。

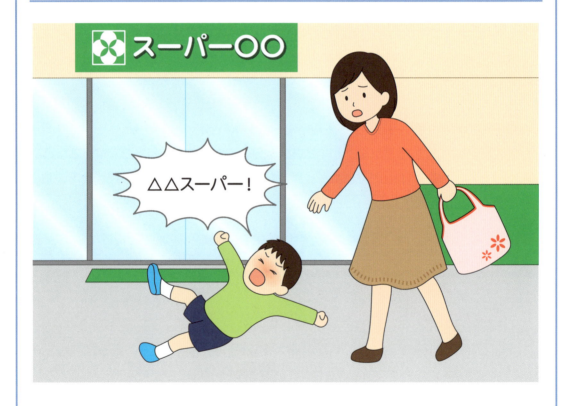

Kくんは行きたい店と買い物をする店が違うと怒り出し、道路に寝転んで泣き叫びます。お母さんは「今日は〇〇に行くよ」といつも出かける前に言ってあるのに、どうして店の前で怒り出すのか分かりません。近所の人に「しつけが悪い」と思われているようでつらい気持ちです。

ロゴで予告

よく行く店のロゴを用意し、それを見せながら「今日はここに行く」と予告する。

こうしたら こうなった

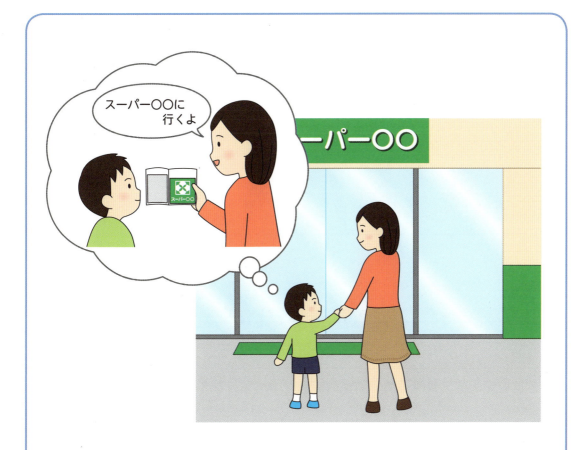

お母さんは複数のよく行く店のロゴをチラシ広告から切り取り、小さなクリアファイルに入れていつも持ち歩くようにしました。それを見せながら「今日はここに行く」と予告するようにしました。

関わりのポイント

ことばや身ぶりと一緒に視覚的手がかりであるロゴや写真も示すと分かりやすい

本人の視点で考えてみよう

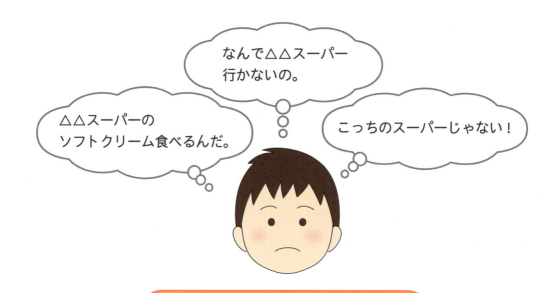

どんな伝え方がいいの？

●視覚的手がかりを用いた予告は子どもの成長に合わせて継続

　「行き先はことばで分かるようになっても、1日のスケジュールは絵や文字で示す」、「1日のスケジュールが分かるようになったら、1週間の予定が分かるように時間割やカレンダーで示す」、「さらに1カ月単位に伸ばしていく」このように子どもの理解の様子に合わせて、視覚的手がかりを用いて先の日程まで伝える工夫をしましょう。大人もカレンダーやスケジュール帳など、視覚的手がかりを頼りに生活しています。大事なことは、ことばの理解が進み話ができるようになっても、視覚的手がかりを用いた予告を継続していくことです。

嫌がって騒ぐからもう連れていけない　✕　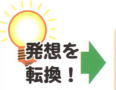発想を転換！　→　出かける前に行き先が納得できる工夫をすれば大丈夫

Kくんのその後の経過

4歳　ロゴと店の関係が分かる

　少しずつロゴと行く店の関係がつながるようになり、ロゴカードを見ると行く店が分かり怒らなくなっていきました。

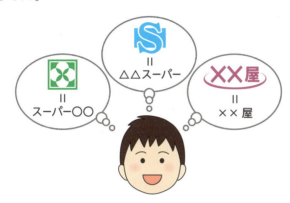

5歳　ロゴがなくてもことばで納得

　2語文の理解ができるようになり、単語で話せるようになりました。行きたい店の名前をことばで伝えられるようにもなりました。また、自分の行きたい店と違っていても母親のことばだけで納得できるようになりました。

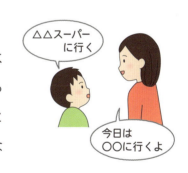

6歳過ぎ　ことばで理解できることが増えると落ち着いてくる

　3語文の理解ができるようになり、2語文で話すことが多くなりました。買い物だけでなく、スケジュール、食事などについてもことばで理解できることが増え、全体に落ち着いて穏やかに過ごせるようになり、両親も成長を喜んでいます。

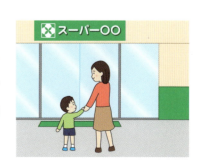

専門家からのアドバイス

●予告を定着させるためには

　行き先の予告は、普段行っている園やお店、公園など、ごく日常的な場所から始めます。日常とは違う行き先を設定する場合は、病院や検査など苦手なことではなく、本人にとって楽しみにできる場所から始めるのがコツです。普段から「予告する」「予告で分かる」ことに慣れておきましょう。

●実物も使って

　ロゴや絵、写真の理解が難しい場合、例えば買い物に行くときは、いつもの買い物袋をよく見せて「買い物行くよ」と声かけするほうが伝わることもあります。伝えるときには実物を見ていることをしっかり確認しましょう。

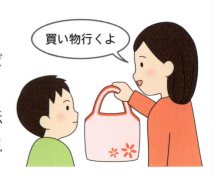

●「ではなく」を使わず、行く場所だけ伝える

　「○○ではなく　△△に行くよ」と言う伝え方だと、「ではなく」の部分は伝わらず、「○○」の部分しか聞いていないことで、○○に行けると理解してしまうかもしれません。

　そのような混乱を起こさないように行く場所だけ言った方がよいこともあります。

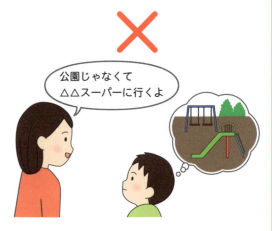

こんな場面でも

時間割やカレンダーの理解のための工夫

　特別支援学校中学部に在籍のダウン症候群の児童です。単語の理解ができるようになりましたが、ことばで表現ができません。でも、絵や写真でコミュニケーションが取れるようになってきました。お母さんは毎日の時間割とカレンダーが分かるようにならないかといろいろ工夫しました。

★翌日の時間割で予告

　時間割を見せながら、「明日は家庭科だよ」と話しかけ一緒に準備していました。すると、前の日になると自分でエプロンと三角巾を用意するようになりました。少しずつ曜日の理解ができてきたので、1週間ごとの予定を示すようにしました。そして、今は3週間の予定を理解するようになりました。

1週間ごとの予定の理解

3週間ごとの予定の理解

コラム 12　予告しなくても分かっているという子どもの場合

　いつもと違うこと（病院に行く、飛行機に乗る、新しい場所に行くなど）が起こった場合、お互いに困らないようにしておくことが大切です。普段使ってもいない絵カードで急に予告してもうまく伝わりません。日常の決まった流れに対応できていて予告しなくても分かるというお子さんでも、普段からお子さんに分かる手段で「予告する」「予告で分かる」ことに慣れておくようにするとよいでしょう。

視覚的手段で再確認

　予告しなくても、自分の子どもは分かっているとお母さんが思っていても、子どもが思っていることは違っているかもしれません。「今日は銀行に行かなきゃね」とことばで言われて、その場では分かっても、外に出るとコンビニに行けると思ってしまいます。音声はイメージしてもすぐに消えてしまいますが、絵カードなどの視覚的手段は消えずに、イメージが消えてもいつでも再確認できます。目でしっかり理解して、確認することが大切です。

コラム 13　子どもに分かる手がかりで

　スーパーの建物の写真を見せても、それが目的地のお店であることは分からない場合があります。そんなときは子どもに分かる内容をもう1度考えて、ひと工夫してみましょう。スーパーの菓子売り場やレジの写真、あるいはチラシのロゴだと目的地が分かるという場合もあります。同じように園の建物の写真では分からなくても、通園バスや園の先生の写真を見れば分かるということもあります。

具体的な場面から ～活動に沿って

活動の合間

場面 12 迎えの時間まで落ち着いて待てない

　活動の合間や、次の予定までの待ち時間があるとき、周囲の都合に本人を合わせるのではなく、本人の理解に合わせて、待ち時間はどれくらいなのかを分かりやすく示してあげるとよいでしょう。普段使っているキッチンタイマーを使うなど工夫してみてもよいでしょう。
　また、待ち時間にできることも用意しておくと落ち着いて待つことができるようになります。

活動の合間

場面 12 こんなときどうしよう

迎えの時間まで落ち着いて待てない

●普段の様子は

Yさんは福祉作業所に通っている20歳代の男性です。

作業所の休みのとき、外出の付き添いをガイドヘルパーにお願いしています。

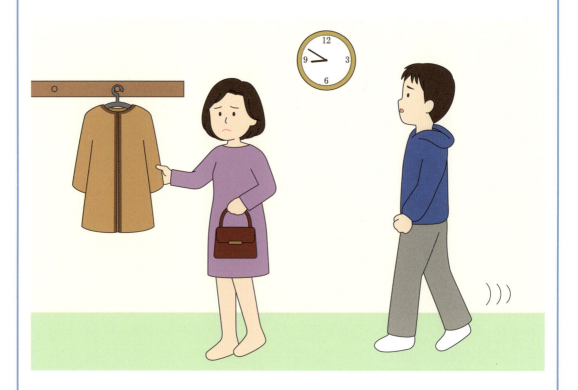

Yさんは、ガイドヘルパーのお迎えの約束の1時間くらい前から、別の用事で外出の支度をしているお母さんの所に何度も来ます。「まだよ」と伝えてもすぐにまた来ます。それなのに、ガイドヘルパーが約束の時間より少し早く来てくれたときには、なぜか怒り出します。

待ち時間を分かりやすく

タイマーを用いて、視覚的に迎えに来るまでの時間を示すようにしました。

こうしたらこうなった

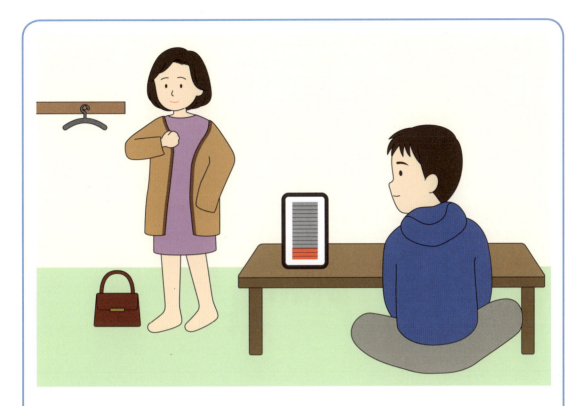

　残り時間が後どれくらいあるか分かるタイマー※を見ながら30分ほど前からであれば待てるようになりました。

　ガイドヘルパーには、約束の時間より早く着くと混乱してしまうことを伝え、時刻ぴったりに玄関に来てもらうようにしました。

※タイマーは「トーキングエイド for iPad タイマー（U-Plus Corporation）」

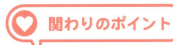

関わりのポイント

次の見通しがあっても、後どれくらいかが分かりにくいことがあるので、残り時間を分かりやすく示す

本人の視点で考えてみよう

時間は時計でわかるけど、あとどれくらい待つの？

ぼくは時間通りがいい。ぴったりに出かけたいんだ。

来るのかな、来ないのかな。

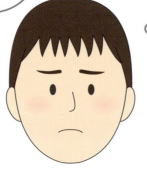

どんな伝え方がいいの？

　本人にとって視覚的に分かりやすいものを使う工夫をします。Ｙさんの場合は、スマートフォンのタイマーソフトが分かりやすいようです。

予告したから待っていられるはずだ 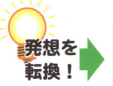 発想を転換！ → 時計が読めても、どれくらい待つのか残り時間ははっきり分からない

こんな場面でも

★待つ時間があるときには、その間にすることを用意しておく

　重度知的障害を伴う自閉症の小学生女児の例です。放課後等デイサービスを利用しています。予定の見通しを示していても、次の活動に入るまでなかなか落ち着いて待てませんでした。そこで待っている間、一人でできて区切りをつけやすい「コイン入れ」、「ペグさし」のような作業課題を導入しました。しばらくすると、活動の合間も落ち着き、立ち歩くことが減少しました。

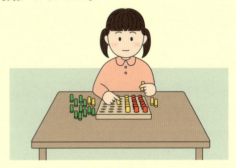

★「今すること」を用意しておく

　通園施設に通う重度知的障害を伴う自閉症の6歳男児の例です。通園のバスの中で、降車するまで座っているのは難しいようでした。乗り物が好きな本人の興味に合わせ、停車場所を順に書いた手書きの運行表をあらかじめ用意して、停車場所に着くたびにチェックすることにしました。その結果、チェックを楽しみながら落ち着いて座って、過ごせるようになりました。

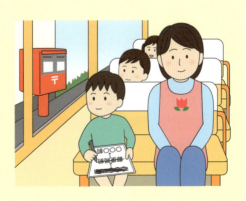

専門家からのアドバイス

　終わりを示すために、本人の理解や興味に合わせて機器を活用できるとよいでしょう。

●**普段使っているアナログ時計やキッチンタイマー**

　アナログ時計が認識できる場合、終わりの時間を「長い針が3までだよ」と具体的に伝えます。また、キッチンタイマーのアラームが手がかりなって「おしまい」の理解となる場合もあります。砂時計も使えます。

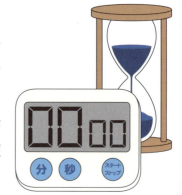

●**スマートフォンの時計ソフト**

　スマートフォンにあらかじめ入っている時計アプリのタイマーを利用します。

　ダウンロードして使えるタイマーアプリも無料、有料といろいろあります。

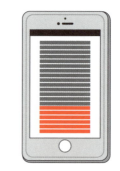

●**残り時間が分かるような機器の活用**

　残り時間を視覚的に示すタイムタイマー（Time Timer社）が市販されています。

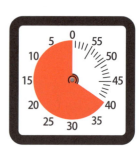

コミュニケーション支援の基本 3

- ⑤ コミュニケーション機能について
- ⑥ コミュニケーション手段のいろいろ
- ⑦ AAC（拡大・代替コミュニケーション）と VOCA（音声出力会話補助装置）

5 コミュニケーション機能について

　コミュニケーション機能には、①要求・拒否、②報告、③対人・注意喚起などがあります。相手と話すだけではなく、呼びかけたり、④自分自身の行動を調整したり、考えたりと、日常生活のあらゆる場面でコミュニケーションが成り立っていることが分かるでしょう。ことばが育つということは、このような様々なコミュニケーション機能を使えるようになるということです。そして、その力は、日々の生活の中で実際にコミュニケーションが成り立つ場面をたくさん経験することで育ってきます。

①要求・拒否とは：自分の意志を伝えるということです。
例：「リンゴちょうだい（要求）」「乗ってもいい？（許可）」「遊ぼう（勧誘）」
　　「イヤ（拒否）」
②報告とは：見つけたことなどを伝え、共感を求めることです。
例：「ワンワンいた」「これ（お絵描き）見て」
③対人・注意喚起とは：相手とのやりとりを楽しんだり、呼びかけて相手の注意を引くことです。
例：「イナイイナイ」→「バー」、「ママ」「ネェネェ」
④自己調整・推論とは：ことばで自分の行動を調整すること、思考や推論の道具としてことばを使うことです。
例（行動の自己調整機能）：「これはしちゃいけないんだ（と言いながらしない）」「止まる（と言い、横断歩道で止まる）」
例（思考や推論）：「信号青は進め、赤は止まれ、今は赤だから止まる」「晴れた夜には星が見える。今日は晴れているから、夜になったら星が見えるだろう」

コミュニケーション機能チェックリスト

コミュニケーション機能について知るために、チェックリストで確認することもできます。

機能		発話例
要求		☐ チョウダイ・〜シテ
	許可	☐ 〜シテイイ？
	勧誘	☐ 〜ショウ
拒否		☐ イヤ・〜シナイ
報告	目の前の出来事の報告	☐ ワンワンイルヨ
	過去の経験の報告	☐ 〜シタヨ（園での出来事など）
	未来の出来事の確認・予告	☐ アシタ〜ダネ／アシタ〜イコウネ
対人	注意喚起	☐ オカアサン・ネエネエ
	あいさつ	☐ コンニチワ
	返事	☐ ハイ
	イエス・ノー	☐ ウン・ウウン／ソウ・チガウ
	あいづち	☐ ウン
	わからない	☐ ワカラナイ
	聞き返し	☐ エ？／ナンテイッタノ？
質問		☐ 〜スルノ？イクノ？／ナニ・ダレ・ドコ・イツ・ドウシテ
	語義質問	☐ 〜ッテドウイウコト？

(質問紙-1　国リハ式〈S-S法〉言語発達遅滞検査　コミュニケーション機能チェックリスト（保護者記入用）No. 11)

お子さんがことばや身ぶりで伝えようとする内容にチェックするか○をつけて下さい。発話の例も具体的に書いて下さい。

氏名＿＿＿＿＿　記入年月日＿＿．＿．

子どものコミュニケーション機能を保護者にチェックしてもらうためのリストです。

コミュニケーション機能チェックリスト：「国リハ式〈S-S法〉言語発達遅滞検査マニュアル（改訂第4版）」より。

⑥コミュニケーション手段のいろいろ

　相手にメッセージを伝えるためにどのような手段を用いるかは様々です。
　コミュニケーションの手段はことば（音声）に限りません。コミュニケーション手段には、話しことば以外にも視線、構え（「抱っこ」のときに両手を広げて抱いてもらう予期的な構え）、手を引っ張る、ハンドリング（クレーン現象）、手差し、指さし、物を見せる（提示行為）、絵や写真、身ぶり、文字などがあります。適切なものを組み合わせて用いましょう。

コミュニケーション手段のいろいろ

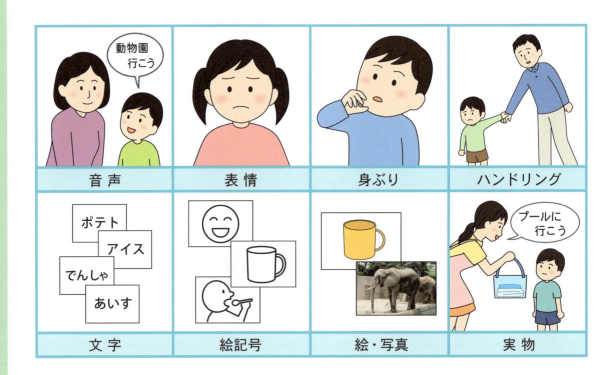

7 AAC（拡大・代替コミュニケーション）とVOCA（音声出力会話補助装置）

AACって何？ VOCAって何？

　ことば（音声）の理解や表出が困難な人と情報や意志を交換したいとき、身ぶりや絵や写真、コミュニケーション機器などの音声以外の手段を用いると、コミュニケーションを取ることができます。このような音声以外の手段を用いるコミュニケーションをAAC（Augmentative and Alternative Communication、拡大・代替コミュニケーション）と呼びます。ちょうだいの身ぶりで要求を伝えたり、写真カードで見通しを伝えたり、機器を用いて表現することなど、すべてがAACといえます。

　この中で、VOCAとは音声を出力する機能を備えたコミュニケーションを助ける機器のことで、「ヴォカ」と読み、音声出力会話補助装置（Voice Output Communication Aids）の略称です。機器のボタンを押すことで単語や文などのメッセージを音声で再生させたり、キーボードで1文字ずつ入力して作ったメッセージを機器が読み上げたりできます。以前は専用機器（例：「ビッグマック」、「スーパートーカー」）が必要でしたが、最近は、スマートフォンやタブレット端末で使えるアプリケーション（例.「ねぇ、きいて。」、「トーキングエイド for iPad」）が開発され、比較的安価で手に入れることができるようになりました。

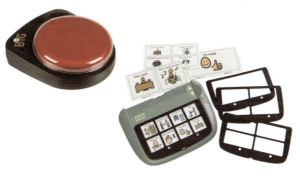
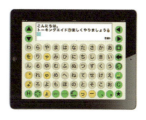
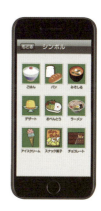

製作・販売元（左から）
・ビッグマック、スーパートーカー（エーブルネット社）販売元：パシフィックサプライ
　https://www.p-supply.co.jp/
・トーキングエイド for iPad テキスト入力版 STD（U-PLUS Corporation）
　http://www.talkingaid.net/
・コミュニケーション支援ツール　ねぇ、きいて。（メディア情報研究会　代表：鳥居一平）
　http://ne-kite.com/

VOCA（音声出力会話補助装置）の特徴

　VOCAはスイッチを押したり、画面を触ったりという簡単な操作で音声が出力されるので、幼小児や知的障害のある人でも直感的に理解しやすく、使用が容易です。手に運動障害があり、スイッチや画面の操作が困難な人でも、入力スイッチをその人に合った物に変えると使用できます（例：簡単な動作で操作できる外部スイッチ、息を吹きかけるスイッチ）。

　同じAACの中でも、絵カードを指し示す方法では、聞き手が絵や写真に注目していなくてはなりませんが、VOCAを用いると音声が出力されるので、聞き手との距離が離れていたり、視線を向けていなくても使え、多くの人にも伝えることができます。

　いくつかの使用例をみてみましょう。

ビッグマックの使用例

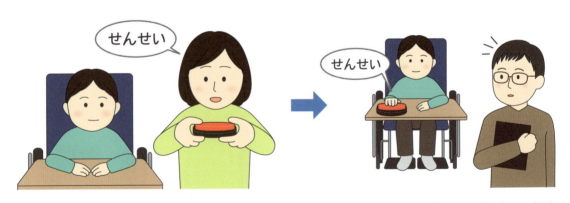

母が家で録音　　　　　　　　　学校でVOCAを使って先生を呼ぶ

　この子どもは、ことばを話すことができません。しかし、先生を呼びたいときは、車椅子のテーブルに置いてあるVOCAを押して呼ぶことができます。

スマートフォンアプリの使用例

　Yさんは、乗馬が大好きなのですが、帽子をかぶるのが苦手です。乗馬の順番を待っているあいだ、「ねぇ、きいて。」というスマートフォンのアプリ（VOCA）を用いて、「ぼうしかぶります」という音声を何度も聞いて確認しています。苦手な帽子をかぶって待つという自分の行動を調整するためにVOCAを使っています。

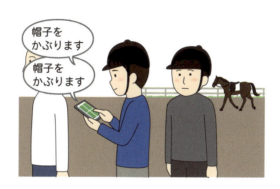

スーパートーカーの使用例

　Uさんは、入所施設で作業の時間に、スーパートーカーを使用しています（P89参照）。スーパートーカーの表面のシートに書いてある写真や絵を選んで押すと、「○○さ〜ん」（職員への呼びかけ）、「できました」（報告）、「手伝って」（要求）という音声が出るので、周囲の職員に意図を伝えることができます。

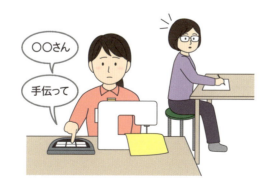

　このように、VOCAは年齢や障害の種類は問わず、様々な人が、様々な用途で使うことができます。

VOCAについての

 機械で音声を発することに慣れてしまったら、ことば（音声）を話さなくなってしまいませんか？

　　VOCAを含めたAACを使うことが、ことばの発達を遅らせることはありません。逆に、他の人とコミュニケーションしたいという気持ちが育ち、自発的なコミュニケーションが活発になります。まずは、VOCAや絵カードなどの音声以外の手段を用いながら、相手に意図を伝えて、そのメッセージを相手に受け止めてもらうというコミュニケーションの成功体験が増えることが大事なのです。

　VOCAを何度も使用していると、無理に復唱させていないのに、VOCAを操作した後、自然とことば（音声）を模倣するようになったり、そのうちVOCAなしでも自分から話すようになることは、珍しいことではありません。このことは、身ぶりや絵カードを使用する場合も同様です。子どもが身ぶりや絵カードを使用したときに、大人がことば（音声）で確認しているうちに、身ぶりや絵カードを使いながらことばを発したり、次第に身ぶりや絵カードを使わずに発話するようになることがあります。

　このようにVOCAの使用は、ことば（音声）の獲得への橋渡しになる場合が多く、むしろことばの発達を促進するのです。

発語による要求がパターン的なため、VOCAとしてiPod touchを使おうとしましたが、うまく使えません。

　VOCAを与えたが子どもは見向きもしないとか、操作はするけど肝心の要求場面では使わないことは、よくあることです。自分の伝えたいことが、VOCAを使えば楽に確実に伝わることが分かれば、子どもは少しずつ使うようになります。もちろん最初のうちは大人が使って見せるなど手本や経験が必要です。

　しかし、いくら大人が使わせたくても、子どもの意図に合っていない、操作が面倒、操作すれば意図が伝わることがわからないなどの場合は、すぐにVOCAを使用するのは難しい場合があります。子どもによっては、身ぶりをしたり実物や絵カードを渡して要求を伝えることが、楽で確実に伝えられるコミュニケーション方法かもしれません。

　VOCAを導入するときには、可能なら言語聴覚士など専門家に相談し、子どものことばの発達段階や、コミュニケーション機能の広がり、興味や関心、どのような操作が可能かを総合的に評価して、子どもに合ったコミュニケーションの手段を提案してもらうとよいでしょう。

　専門家の側は、機器の導入をただ勧めて終わるのではなく、具体的な使用場面を一緒に考えながらフォローアップしていくことが大事です。

　　　　　　iPod touchは、米国および他の国々で登録されたApple Inc.の商標です。

具体的な場面から ～活動に沿って

活動を終えるとき

- 場面 ⑬ 分かっているけど遊びをおしまいにできない
- 場面 ⑭ 声かけだけでは見通しが持ちにくい

　活動を終えるときに、あらかじめ予定を伝えてあっても、なかなかおしまいにできないときがあります。
　終わることは分かっていても、気持ちが受け入れられないまま、納得できていない場合もあるでしょう。子どもが納得して終わりにできるように大人がちょっとした手がかりを工夫することで、子どもが自分自身で納得できる筋道を見つけられるようになっていきます。

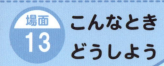

分かっているけど遊びをおしまいにできない

●普段の様子は

Lちゃんは保育園に通っています。

ことばに遅れのないアスペルガー障害の5歳の女の子です。納得のいかないことややりたくないことがあると、混乱してパニックになることもあり、先生も困っています。

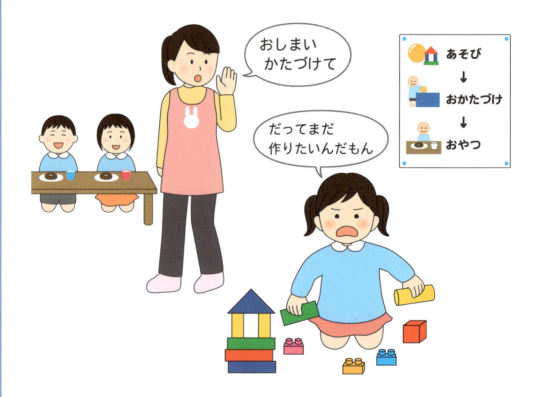

　先生が「おしまい、かたづけて」と声をかけても、「だって、まだ作りたいんだもん」と言ってそのまま遊びを続けます。先生はみんな一緒におやつを食べ始めたいのですが、Lちゃんは遊びをやめません。声をかけ続けるとパニックを起こしてしまいます。

片付け用の箱を用意

大きめの箱を用意して、使ったおもちゃを入れるようにしたら、自分で遊びをおしまいにできるようになりました。

こうしたらこうなった

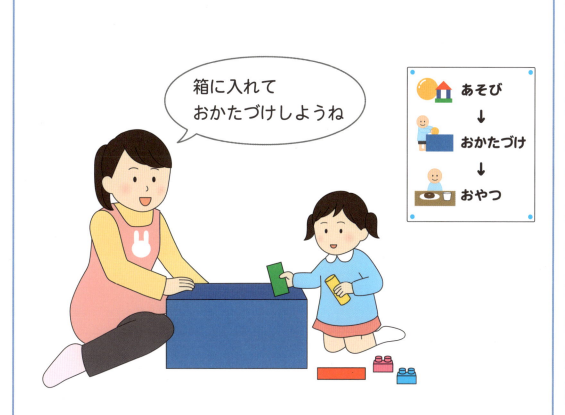

今やっていることをおしまいにすることが一目で分かり、納得できるような具体的な手がかりとして、片付け用の箱を先生がはっきり示すことにしました。箱を見るとLちゃんは納得して自分から終わりにできるようになりました。

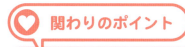

実物を手がかりに、納得して活動をおしまいに（片付け）できる

本人の視点で考えてみよう

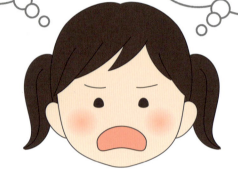

まだ遊びたいもん。

まだできあがってないよ。次いつできるかわからないもん。

どんな伝え方がいいの？

　ことばかけの内容は分かっても、納得できないことがあります。つい強く言って言うことを聞かせがちですが、本人が今の活動をおしまいにすることを納得できるような工夫が効果的です。

　納得するまでには時間を必要とすることもあります。時間に余裕をもって終わりを知らせ、「終わりのためのウォーミングアップ」の時間を作りましょう。

おしまいと言われたらすぐに片付けられるはずだ 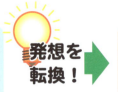 発想を転換！ → ことばだけでは納得できず、箱に片付ければ納得

さらにこんな工夫で成長

Lちゃんはごはんを食べ終わっても、そのままずっとテーブルに座っていました。そこで、トレイを見せながら食器を片付けるよう伝えたところ、自分から食器をトレイに載せ、食事を終えることができるようになりました。

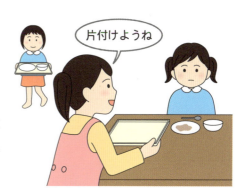

こんな場面でも

特別支援学校高等部2年生女性の例です。ことばの理解・表現は3、4語文で可能で、文字も理解しています。ぬり絵や工作は最後まで完成させると本人なりに決めていますが、そうしたい気持ちを自分では言えません。

★納得のポイントはひとそれぞれ

ぬり絵を中断させられると暴れたり、泣き叫びます。「おやつの後は、ぬり絵をします」とことばで言いながら、文字でも書いて示すと途中でもやめられるようになりました。

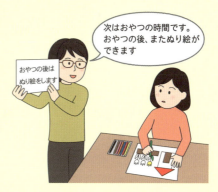

★中断される不満、納得できないという気持ちを代弁する

ぬり絵や工作を放課後等デイサービスで完成しないと帰宅に応じず、説明しても泣き叫びます。「まだやりたい」「ざんねん」という文字カードを使い、本人の気持ちを代弁するようにしました。さらに明日もできるということを、スケジュール表を見せながら「また、こんど」というキーワードを使って伝えています。

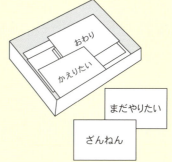

専門家からのアドバイス

●**自分で納得して終える経験を積み重ねる**

本人が「すっきり終わった」と思える経験を積み重ねることが大切です。すっきり終わりにくい活動の場合には、区切りをつけやすい、終了の手がかりとなる課題（例：工程表に丸をつける、スケジュールに貼ってある課題カードを終了ボックスに入れる）を間に入れるということも工夫のひとつです。

どのような行動が区切りになるかはそれぞれ違います。お子さんと場面に合わせて工夫してみましょう。

1	ぬりえ	○
2	おやつ	○
3	ぬりえ	
4	かたづけ	
5	かえる	

コラム14 「分かる」って？

「理解する」－「納得する」－「腑に落ちる」

「理解」には、ことばの意味が「分かる（理解する）」、頭で「納得する」、心から「腑に落ちる」という、複数のレベルがあります。

例えば砂時計のエピソードの子どもの例（P79、141参照）では、「終わったよ、帰ろう」ということばの意味と場面の理解はできており《理解》、その場にふさわしい行動（帰る準備）をしています《納得する》。しかし、本人にはどこか引っかかり腑に落ちないところがあったのでしょう。自分で決めた通り砂時計が落ち切ったら表情もスッキリして「終わった。帰ろう」と帰りました。そのときには何もわだかまるところがなくなり、《腑に落ちた》ようです。

このとき、もし「もう保育園のお迎えがあるから、砂時計はなし！」としていたらどうでしょう。頭では納得しても気持ちの上ではモヤモヤしたものが残ります。モヤモヤした気持ちは、長期間累積すると、鬱積したり爆発してしまうことになりかねません。コミュニケーションを取るときには、相手に意味が《理解》できるようにするだけではなく、《納得》しているか、さらに心底《腑に落ちて》いるかも考慮するとよいでしょう。

コラム 15　ルーティンな行動

　適度な儀式的な行動（ルーティン）や決まり文句（「オーシーマイ」）は、自分で自分の行動や気分をコントロールする行動やことばによる自己調整機能として大切です。

　一般に、何か大事なことや緊張するようなことの前には、他人にとっては無意味ですが自分にとってはその行動をすると落ち着くようないわゆる「ゲン担ぎ」や「ルーティン」をするものです。発達に障害のある人は、「ご飯はあとで」とことばで言われるだけだと理解はできますが納得はできにくいことがあります。そこで「『散歩』の後に『ファミレス』で食事」と絵カードでスケジュールを予告すれば、納得できます。しかも自分でカードを次の予定の所に移動させるルーティンな行動をしたり、「ごはんは散歩の後で」と決まり文句を唱えると「腑に落ちる」かもしれません。視覚的支援の意義は、「分かる（意味を理解する）－納得する－腑に落ちる」という視点からも考えてみるとよさそうです。

コラム 16　自分で行動して納得する　－行動による自己調整－

○電気を消す＝おしまい

　おもちゃを片付けても、その後なかなか部屋を出ることができません。自分で電気を消すことにすると「おしまい」と納得しています。（幼稚園年少男児、知的障害）

○自分で行動のルールを決める

　診察が終わっても待合室の玩具で遊び、なかなか帰ることができません。会計伝票を自分で受け付けに出すと、スムーズに帰るようになりました。（幼稚園年中男児、アスペルガー症候群）

○本人の納得することを見守る

　病院の診察後、「終わったよ、帰ろう」と言われ、帰る準備を始めましたが何か不承不承の感じです。棚の砂時計を手に取り、「この時計が終わったら帰る！」と宣言して棚にあったミニカーで遊び始めました。3分経ち砂がすべて落ちたら、「終わった。帰ろう」とスッキリした表情であいさつして帰りました。（保育園年長男児、アスペルガー症候群）（P79、140 参照）

| 場面 14 | こんなときどうしよう |

活動を終えるとき

声かけだけでは見通しが持ちにくい

●普段の様子は

Mくんは中〜重度知的障害を伴う自閉症の小学生です。
特別支援学校に通っています。

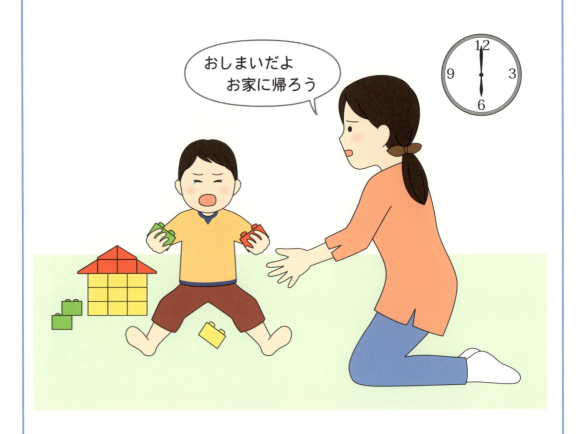

　学校が終わると、放課後等デイサービスを利用しています。18時に終了となりますが、遊びを終了することができません。スタッフが「おしまいだよ」「お家に帰ろう」と伝えても動かず、おもちゃから無理に引き離そうとすると泣いてしまいます。

楽しみなことで予告する

家で遊べるもの（電車のDVD）の写真を見せて、家に帰ったら楽しいことが待っていることを伝えるようにしました。

こうしたら こうなった

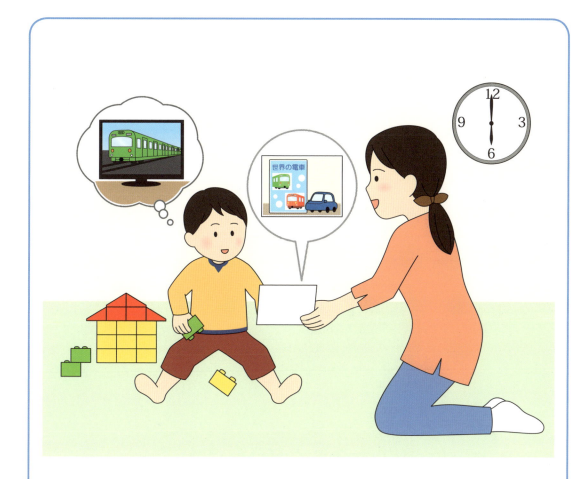

家で遊べるおもちゃや、楽しみなことの写真を見せると、遊びを終えて、帰ることができました。

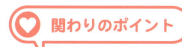

次の見通しを"楽しい"ことで予告することで、気持ちを切り替える

本人の視点で考えてみよう

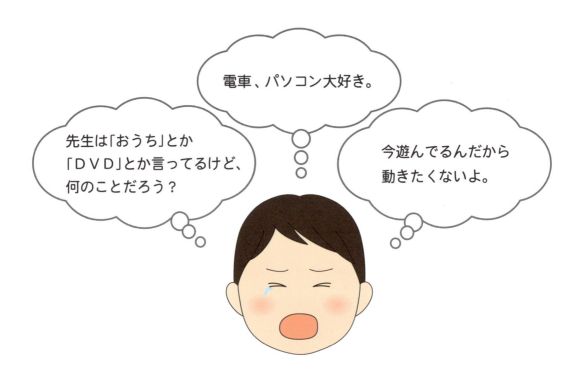

- 先生は「おうち」とか「DVD」とか言ってるけど、何のことだろう？
- 電車、パソコン大好き。
- 今遊んでるんだから動きたくないよ。

どんな伝え方がいいの？

「帰る」ことを示すよりも、帰ったらできる楽しみな活動を示しましょう。

ことばで「おうちに帰ったらDVD見ようね」と言っても理解できません。そこで電車のDVDの写真を見せて伝えました。

こんな場面でも

★楽しみにしていることで予告する

6歳男児の例です。お風呂に入るように促しますが嫌がって大泣きになります。いつも楽しみにしている浴槽内で遊ぶ玩具を提示したら、入るようになりました。（自閉症と知的障害の男児）

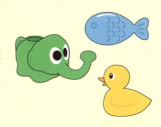

★家族と情報共有

自閉症のある成人男性の例です。頭を叩くことが多いのでヘッドギアを着装しています。ショートステイで休憩時間には、家から持参したDVDを視聴しています。しかし、就寝時間になってもDVDを止められません。家では、夜間もつけっぱなしにしていることもあるそうです。

入浴が大好きなので、DVDを見ているときにお風呂に誘うようにしたところ、自分で止めて入浴するようになり、入浴中に職員がDVDを片付けるようにしました。保護者にもこの方法を伝え、家庭でも取り入れてもらいました。

専門家からのアドバイス

● 「終わり・おしまい」ということばを嫌がるときには

「終わり・おしまい」ということばに反応して泣いたりパニックになる子がいます。そのときには「終わり・おしまい」ということばは使わずに、次の活動を示すとよいでしょう。「お風呂の後はアイス食べよう」「お家に帰ったらゲームをしよう」など、次の活動が子どもにとって魅力的なものであれば、よりスムーズな切り替えのきっかけにもなります。子どもにいつでも魅力的なものを提示できるわけではありませんが、子どもの興味やその日の予定などを把握しておくことは支援に必要な情報ともいえます。そのためにも、普段から保護者と情報交換ができるように引き継ぎ時の立ち話や連絡ノートを活用しましょう。

具体的な場面から ～活動に沿って

会話を拡げる ― 話題、興味・関心 ―

- 場面 ⑮ 話題が拡がらない
- 場面 ⑯ 何度も同じことを聞いてくる・話題が限られている
- 場面 ⑰ なぞなぞのヒントが出せない

---

❶「発達に応じたコミュニケーション支援（P12～26）」でも述べたように、ことばの発達は1段1段積み上げていくものです。それは「縦」への成長といえます。ここでは、興味のあることから関連したことに関心が拡がっていく「横」への拡大について考えてみましょう。

ひとつできるようになったから、上へ上へと縦への成長ばかりを目指すのではなく、今できていることを活用し、楽しみながらしっかり定着させることも大切です。

会話を拡げる

場面 15 こんなときどうしよう

話題が拡がらない

●普段の様子は

Nくんは保育園年長児で、知的障害がある自閉症です。

言語発達は3歳前後、2語発話による自発話が増加しています。

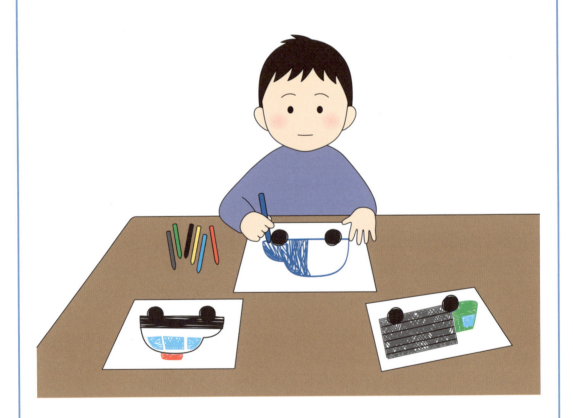

お絵描きが好きになりましたが、描画の対象が乗物以外に広がりません。

自分の興味のあるものにこだわりがあるようで、なかなか会話も成り立ちません。

自分で描く絵は乗り物だけですが、大人が乗り物以外のいろいろな物を描いて見せるとよく見ています。

興味・関心の対象を拡げる

その日の出来事を母親が絵日記にして、乗物以外のものにも関心をもてるようにしました。

こうしたらこうなった

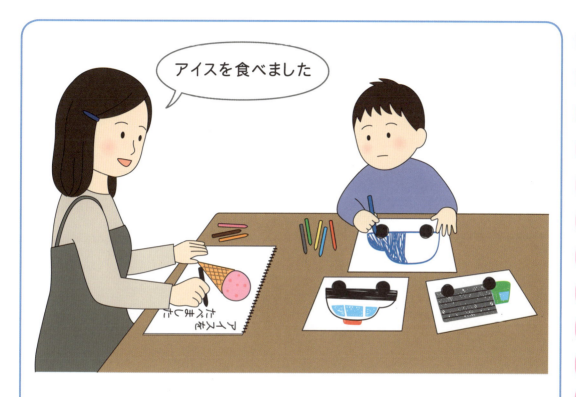

　例えばアイスクリームを食べた日は、アイスクリームの絵を描きながら、横に「アイスをたべました」と書き添えるなど、その日の出来事や身のまわりの物をお母さんは根気よく絵日記風に描いてNくんに見せるようにしました。文字はお母さんやお姉さんが書き添えていました。そのうちにNくんは、乗り物以外にも食べた物の絵を描くようになりました。

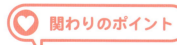 関わりのポイント

視覚的手段（絵・写真）を用いて身のまわりの物ごとにも興味・関心を向ける工夫をする

Nくんのその後の経過

【小学生になると】

○**絵と文字で、乗り物だけでなく遊びや食べ物に話題が拡がる**

　公園で姉と自転車に乗っている絵を描き、「じてんしゃのりました」と字でも書くようになりました。「アイスが欲しい」とことばで要求するようになり、「肉まんを食べた」などと報告をするようになりました。

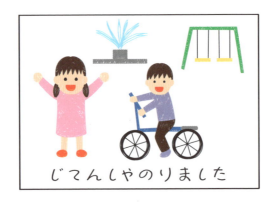

【高等部では】

○**料理にも興味が拡がる**

　料理に関心があったので教えたところ、献立を決めて材料を用意しておくと作るようになりました。お母さんが仕事で外出するとき、例えば「小エビの炒め物を作っておいてね」と頼んでおくとちゃんと作っておいてくれるそうです。

　また本人は描画を楽しみながら自分なりの時間を過ごしているそうです。

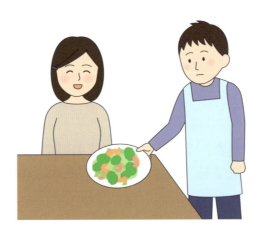

専門家からのアドバイス

●子どものまねをしてみる

　本人の興味を拡げるには、まずまわりが本人の興味に関心を持ち、子どもの興味を受け入れて一緒に遊んでみましょう。急に興味のないことに誘ったりしても応じてくれません。

　例えば本人の遊び方をまねしてみることから始めます。そうすると「アレッ？」という感じで子どもが大人のすることを見始めます。時々ちょっと違う遊び方をして見せると「おもしろいなあ」と思って子どもからそのまねをするようになるかもしれません。

●普段の関わりから

　ある自閉症の幼児の家族は、散歩をしながら、いつも同じ木や花の所に来るとその名前を聞かせていたそうです。そのうちに、母親の方を見て、花の名前を言ってほしそうに視線を向けるようになりました。そのたびに花の名前を言ってあげていたところいつの間にか名前を覚え、園の散歩の途中で先生に教えてくれるようになりました。

　特別な状況を作らなくても、例えば家でもスーパーのチラシやカレンダーの電車の絵を指しながら話しかけるなどたくさん働きかけができます。

　まわりの人のやることに関心をもってもらうにも、普段の生活の中でいつもやって見せるという関わりが重要です。

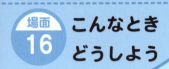

何度も同じことを聞いてくる
話題が限られている

●普段の様子は

Oさんは知的障害を伴う自閉症の20代の男性です。
入所支援施設で暮らしています。
話す内容はパターン的で、自分の興味ある話題を一方的に話しかけることが多く、会話を継続することは難しいようです。

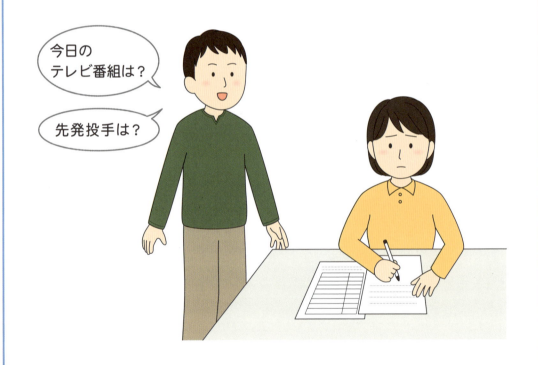

　本人が興味あるテレビ番組のスケジュールや野球の予告先発などについて、同じ質問を繰り返します。職員が応じないと「んっ」など大きな声を出して、対応を要求します。しかし、「テレビで野球あるよ」「そうだね」などと対応すると、次には「○○クッキングある？」と質問を繰り返し、終わらなくなります。

テレビ番組について話しかけられたら、「今日は誰が出るの？」と質問で応じるようにした。

こうしたらこうなった

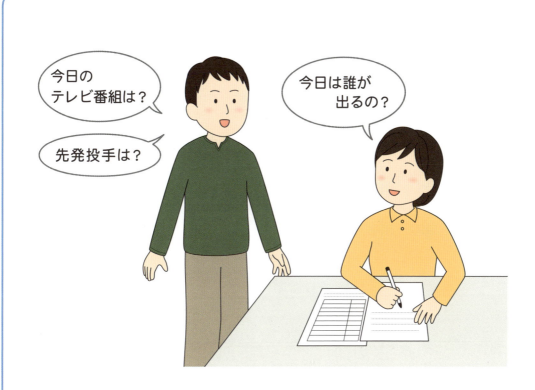

　Oさんからの質問を単に受け流すのではなく、質問で内容面に応じるようにしました。

　また、パターン的な会話を延々と続けてしまうため、休憩時間で話に応じられる場面と作業中で話に応じられない場面を設定し、本人に伝えました。

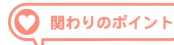

関わりのポイント

内容面にしっかりと応じる
応じられない時間や場面があることを伝える

本人の視点で考えてみよう

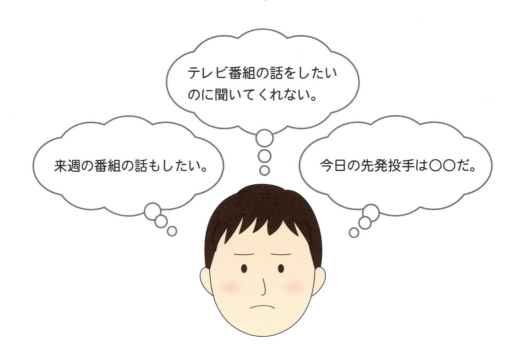

- テレビ番組の話をしたいのに聞いてくれない。
- 来週の番組の話もしたい。
- 今日の先発投手は〇〇だ。

どんな伝え方がいいの？

「また言ってる」と受け流さず、発話の意味内容にしっかり応じ、返します。その上で、きりがついたところで、「また後で。休み時間に話そうね」と区切りましょう。話をしてよい時間の枠組みを作り、そのときはしっかり聞き、話す時間を取ることは大切です。話をしない時間帯では、「シーッ」「今は静かにします」「〇〇になったら話しましょう」と伝えます。

「またいつものテレビ番組のこと言っている」と聞き流す　→　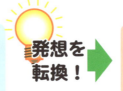発想を転換！　→　聞き流さず、会話を発展させてみる

○さんのその後の経過

○興味のある話から展開して、日常生活に関わる話題に拡げていく

テレビの料理番組について話し始めたら、「（番組では）今日は何を作るの？」と質問し、「今日の（あなたの）お昼ご飯は何？」という日常に関する質問へと変えていき、話題の拡大を促しました。

○他の人にとっては興味のない話題もあることを伝える

本人とのコミュニケーションが確実なものになってきた頃から、「その話は分からないからできません」「野球は好きではありません」など、職員側の状況や気持ちを説明し、すべての話題に応じられないことを伝えました。

○話題の切り替えを促す

職員が「（その番組には）誰が出るの？」と聞くと、「○○（歌手の名前）」と答えるなど、質問に合った答えを返すことができる場面が増え、そのような会話をした後は質問を繰り返すことが減りました。

○本人が自分で行動して納得することに注目する（自己調整）

徐々に自分から「○○したら」と話しながら自分自身で納得している様子がみられるようになりました。

また、○さんの質問に対し職員が「○時に話します」と予定を文字で示すと、書かれた文字をしばらく見てから自分で消す、という行動を取るようになりました。消した後は質問をしなくなったため、「消す」行動は「納得するための儀式」のようなものと考えられました。自分で納得して終わりにするルーティンな活動で、自己調整的な行動だと職員間で考えました。

専門家からのアドバイス

●**繰り返しを許容した方がよいことも**

　質問したり同じ話題を繰り返すときには、パターン的な遊びになっている場合があります。質問に答えても同じ質問を延々と繰り返したり、質問を返すと黙ってしまったり他の人のところへ行ってしまうような場合には、こだわっているパターンを許容してつきあうほうがよいこともあります。

コラム 17　話題を拡げる身近な素材

　無理なく会話を拡げるために、身近な素材が使えます。発語が不明瞭だったり、発語がない、あるいは会話が続きにくい場合でも、会話することに消極的にならないようにしましょう。

●連絡帳は話題の宝庫。連絡帳を使って話題を家族や職員間で共有

　ある17歳の女性は知的障害があります。周囲の言っていることは伝わっているようですが、不明瞭な発語が10数語しかありません。ショートステイで、職員が本人に話しかけても会話は続きません。保護者との連絡帳に、家での様子を書いてもらうようにしたところ、テレビドラマや映画に興味があることが分かり、ドラマの話で会話のやりとりができました。その後も引き続き、話題になりそうなことを家族から聞き、職員間では申し送りのメモで共有するようにしました。

●興味のあることをリストアップした話題シートの活用

　ある16歳の女性は、重度の運動障害と視覚障害を重複しています。視覚障害があると、コミュニケーションボードなどの視覚支援ツールが導入できない場合があります。本人の伝えたいことを、誤って受け止めてしまうと、本人は否定できずストレスになり、その上に脳性麻痺がある子どもでは筋緊張の亢進や呼吸状態の悪化などの身体症状が現れることもあります。まわりの言っていることはわかっているようですが、発語はありません。支援者は彼女の興味・関心のあることをリストアップしてシートにしておき、それを使って本人に質問するようにしました。本人の表情からも、会話に乗ってくる様子が分かりました。そして、その情報を共有化することで、関わりの少ない人でも本人と会話ができるようになりました。

●動画の利用

　ある14歳の男子生徒は神経筋疾患がありこちらの言っていることはある程度理解が可能ですが、発話は要求時の数パターンしかありません。当初VOCA（AACとVOCA：P129参照）として使用しようとiPod touchを購入しましたが、活用にはつながりませんでした。

　担任教諭が学校での活動をiPod touchの動画で撮影し、帰宅後、家族が録画された動画を見て「きょうは、○○（数学、マラソン）したんだね」と言語化していきました。繰り返していくうちに、自分から動画を再生して、家族に報告するようになりました。

iPod touchは、米国および他の国々で登録されたApple Inc.の商標です。

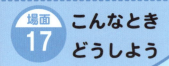

なぞなぞのヒントが出せない

●普段の様子は

Rさんは特別支援学校の高等部1年生で自閉症の診断を受けています。高校から特別支援学校に通うようになったことをきっかけに、放課後等デイサービスを利用し始めました。

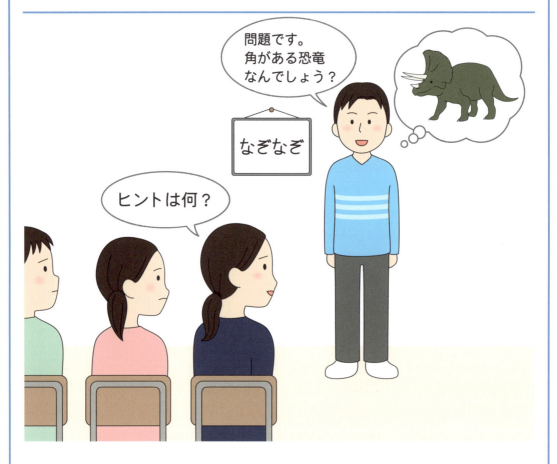

　Rさんのなぞなぞは、前日の体験や自分の好きなものについてなど、みんなが知らないことを問題に出してきます。そのため、誰も答えが分かりません。スタッフが「ヒントは？」と聞いても、ヒントも出せず、みんなが答えを当てられないためRさんもパニックになってしまいます。

絵カードをみてヒントを出す

スタッフがRくんと一緒に絵カードを見ながらあらかじめ問題を考えるようにした。

こうしたらこうなった

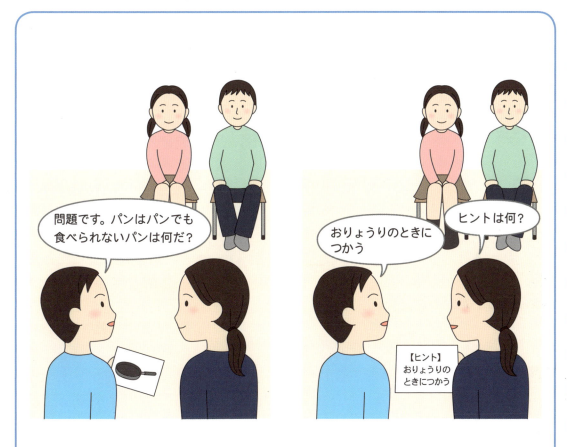

　最初に答えの絵カードを用意して、絵カードを見ながら問題を出すことができました。ヒントはスタッフと一緒に考えて、書き留めながら、問題を出すようにしました。

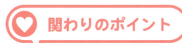

今できていることから始める

本人の視点で考えてみよう

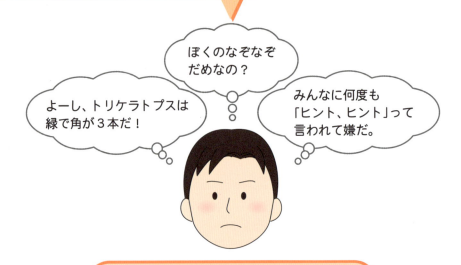

どんな伝え方がいいの？

●**今できていることを尊重しながら語彙を増やす**

今できていることを把握し、無理なく楽しみながら、

(ア) なぞなぞは、レクリエーションであり、それ自体を楽しめるようにします。

(イ) 本人が回答者役になったときは、大人は答えられる問題は何かを確認しながら、少しずつ問題が難しくなるように出題していきます。

(ウ) 本人が出題者役になったときは、答えの絵カードを用意するとよいです。口頭でのやりとりだけではなく、問題やヒントを文字で書いてやります。

●**大人が仲介して「会話」を成立させる**

出題者役になると、回答者の知識や様子に合わせて問題やヒントを考えたりすることや、細かく説明することは難しいので、大人が仲介します。

| 恐竜博士がまたみんなが答えられない問題を出している ✗ | 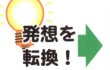 発想を転換！ → | なぞなぞになるよう、スタッフと一緒に相手に分かる問題とヒントを考える |

専門家からのアドバイス

●まず確実にできることから

出題者役は難しいので、問題を出す前にスタッフと相談したりやりとりをしながら問題やヒントを出します。出題する絵カードを決め、問題やヒントをいったん書いてから、出題するのもよいでしょう。ヒントを出すようにとスタッフから言われてうまくできないと、相手にうまく伝えられなかった、なぞなぞがうまくできなかったと受け止めてしまう可能性があります。

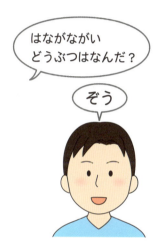
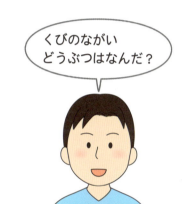

●青年・成人の方と関わる場合

できていないことに着目して目標をたてるのではなく、今できていることをベースに、それを生活の中で活用し楽しむ工夫をして横への拡大を十分に行いましょう。

コラム 18　すぐに次の段階を目指す（縦への上昇）のではなく、今できることを広げ（横への拡大）、定着

　新しいことができるようになっても、定着しないまますぐに次の段階に進めてしまうと、失敗やできないことが多くなります。できないことが多いと、本人への負担が大きくなり、自己肯定感も下がってしまいます。

　まず今できることを十分に活用して楽しむことが大切です。今できていることを繰り返し定着させながらいろいろな応用をしていくという「横への拡大」を目標に設定します。Rくんの場合、答えられるなぞなぞを増やしていくことや、出題者役になったとき絵カードを見ながら発問することが「横への拡大」になります。

　そして、次の段階への働きかけである「縦への上昇」は少しずつ行いましょう。このように、横への拡大・縦への上昇の視点をもって関わることが大切です。現状と目標の間に小さな目標を複数設定し、達成感をもてるようにします。Rくんは、絵カードを手がかりにして出題する経験を重ねることで、次の段階である、「絵カードを見なくても自分で出題すること」ができるようになりました。

コラム 19　子どもも大人も"楽"に、楽しみながら

コミュニケーションのずれ、「報告」に「命令」で返してしまう

　子どもが楽しみながらできていることを、「もっと伸ばしたい」と無理な要求をし、成長の目を摘む悪循環に陥る場合があります。

　例えば、子どもが「ブーブー来た！」と言ったときに、「クルマよ」「ク」・「ル」・「マ」と何度も言い直させたりすると、子どもは会話が嫌になり「もういいや」という気持ちになってしまいます。子どもは、「車来たよ。一緒に見て」と「報告」しているのに、母親は「ク・ル・マ！」をまねするようにと「命令」で返しています。お互いのコミュニケーションがすれ違っているのです。

子どもの話にはまず共感で応じる

　子どもは楽しかったことに「共感」を求めてきます。子どもの話に応じてあげることがまず大切です。

　「ブーブー来た！」に対しては、「そう、車来たね」と子どもの発話意図を受けとめ、共感したことを返すと、自然に楽しみながら会話ができます。その上で、子どもの今できているレベルに合わせて、「何色の車かな」、子どもが「赤」と答えたら「赤い車が来たね」と続けるなど、子どもの今の理解レベルに合わせて、コミュニケーションを成立させながら会話することが大切です。

　やりとりを楽しめるようになると、子どもから知らせてくれるようになり、親子のコミュニケーションの機会が増加します。母親もイライラせずに"楽"になります。こうした成功体験を積み重ねていくと子どもは母親のまねを自然と積極的にするようになります。子どもが今できることを繰り返し行い十分に拡大させていくと、結果的に次のレベルの行動も楽に習得できるようになり、中長期的には「発音」もきれいになっていきます。

　先を急がず、子どもに合わせて、今できていることを一緒に楽しみ、子どもも大人もお互いに"楽"に"楽しく"過ごしましょう。

具体的な場面から ～活動に沿って

支援・情報を共有するために
― 連携・引き継ぎ・情報交換 ―

場面 18 お友達を叩いてしまう

保護者のインタビューから 保護者と関係機関との情報交換・共有の例から

場面 19 「大丈夫!」って、本当に大丈夫?
　　　　　―保護者からの引き継ぎは―

　ここまでは、コミュニケーションパートナーとして、どのようにお互いのコミュニケーションをよりよくしていくかということについて述べてきました。
　加えて、保護者と関係機関の間で、あるいは関係機関同士が、しっかりと横の連携をして適切な支援を確かなものにしていくこと、そして成長に伴って縦に引き継いでいくことも大変大切なことです。

支援・情報を共有

| 場面 18 | こんなとき どうしよう |

お友達を叩いてしまう

専門機関が保育所を「巡回相談」で訪問し、支援のアドバイスをした事例です。3歳児クラスのTくんの様子を見てほしいとの希望があり、専門機関から複数の専門職員が訪問しました。

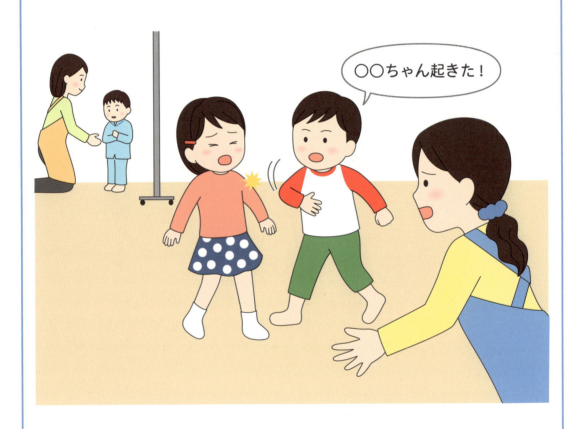

Tくんはお昼寝ができず、みんなが寝ている間は一人別室で遊んでいて、その時間はある程度落ち着いて過ごせていました。でも、みんながお昼寝から起きて教室に戻って来る時間になると、興奮して他の子どもを叩いてしまうということでした。

トラブルが起きる前に声かけ

他児に近づきそうなときは、保育士が「ねずみの力でそっとね」と事前に声かけをするなどトラブルを未然に防ぐ対応をする。

こうしたらこうなった

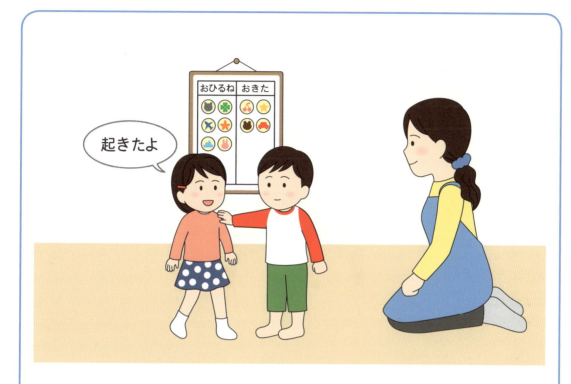

起きてきた子どもの名前のマグネットをつけかえる作業をTくんのお仕事として準備しました。昼寝から戻って来ると、Tくんはさっそくマグネットの位置を変えます。他の子どもが「起きたよ〜」と報告しに近づいて来たら、先生はTくんに「ねずみの力でね」と声かけをすることにしました。繰り返すうちに、叩くのではなく肩をトントンと軽く触るようになりました。

♥ **関わりのポイント**

他児に近づいていきそうなとき、他児との距離に配慮し、事前の声かけをする

本人の視点で考えてみよう

- あっ、〇〇ちゃん起きたぞ。
- わーい、遊べるぞ。
- 起きた子のところに行っただけなのに、また怒られちゃった…

どんな伝え方がいいの？　「巡回相談」のアドバイス

①**友達に近づきそうになったら、声かけをして適切な関わり方を促します**

②**置き換わる行動（等価的行動）を考えましょう**

　他児がお昼寝から戻って来ると興奮して叩く行動は、「他の子が起きた」ことを確認する意味合いがあるのかもしれません。代わりとなる他の確認手段を準備してみましょう。

③**空間の使い方を整理し、活動の際のルールを分かりやすく示します**

専門機関のアドバイスを受けて
～園での工夫と結果～（園よりの報告）

アドバイス①　適切な関わりを促す

友達に近づきそうになったら、先に「ねずみの力でね」と声かけをするようにしました。

➡制止されたり、ことばで注意されたりする場面が減りました。事前に先回りで対応することにより、「今何をすればよいのか」が分かりやすくなり、衝動的な行動が減りました。

アドバイス②　置き換わる行動（等価的行動）を考える

お昼寝後に、Tくんには、誰が起きたかを確認しながら、各園児のマークをつけたマグネットを、ホワイトボード「寝ている」欄から「起きた」欄へと移動させる作業をさせてみることにしました。

➡関心を持ち積極的に取り組んで、他児を叩くことが減りました。他児はこの取り組みを「Tくんのおしごと」と言うようになり、自分がお昼寝に行くとき、起きて来たときに、Tくんの所へ報告に行くようになりました。

アドバイス③　空間の使い方を整理し、活動の際のルールを分かりやすく示す

園児の遊びの内容ごとに別々の机を使うなどして、遊びごとに子どもを集めました。例えばお絵描きをしている子は1箇所に集めるなどしました。

また、活動の際のルールは、全体に向けて流れを絵や写真も活用して視覚的に説明することにしました。

➡先生が一人で対応できるようになり、全員に分かりやすくなりました。すると、Tくんが落ち着いてきました。

分かりやすさはクラス全体のためにも

空間の整理（遊びコーナーや着替えコーナーなど）や活動の際にルールを分かりやすく示すといった取り組みで、クラス全体の雰囲気が落ち着いてきたことも、Tくんによい影響があったといえます。

全体の動きを保育士が見やすくなったことにより、場面全体を捉えることができ、Tくんにも後手にならず事前対応（『先回り』）をして、トラブルを未然に防ぐことができる場面が増えてきました。

Tくんの困った行動に対して、「Tくんに分かりやすいもの」と考えた結果、他児にとっても分かりやすい取り組みになったといえます。Tくんのためだけの「特別な取り組み」ではなく、クラス全体への取り組みにもなるように今後の対応を考えます。

専門家からのアドバイス

●**近くにいる専門家を利用して**

　毎日同じ子どもたちに向き合って支援を行っていると、「できないこと」や「気になること」にどうしても目が向いてしまい、「問題を解決すること」ばかり考えてしまうことがあります。また、いつも同じスタッフだけで考えていると見える範囲が狭くなり、考えが固まってしまうこともあるかもしれません。そんなときには、ぜひ近隣の専門家を利用してみてください。少し違う視点を加えて子どもを見たり、課題を整理したりすることで、新しい対応の可能性が見えてくるかもしれません。

　地域の専門機関が、巡回相談を行っている場合があります。個別の対象児への支援についてのアドバイスを受けられたり、関わりのスキルアップが得られたりします。実際の現場を見た上で、状況を共有しながらアドバイスを受けられる機会を活用しましょう。また子どもが専門機関を受診・利用していて、保護者も希望する場合は、機関同士で連携して、一緒に関わりを考えていくことも大切です。場合によっては、保護者に専門機関での受診や利用を促すこともあると思いますが、保護者が必要性を感じていない場合には、無理をせず、子どもの様子や関わりを共有していきましょう。

コミュニケーション支援の基本 4

- **⑧ パニック・自傷・他害へのアプローチ**

- **⑨ 情報を共有するための手立て**
  ―「サポートブック」や「サポートシート」の基本―

❽ パニック・自傷・他害へのアプローチ

はじめに

　パニック・自傷・他害などの行動は、コミュニケーションパートナーを困惑させるのみならず、本人の社会参加の幅を狭めてしまう場合もあります。

　今回取り上げた場面でパニックを起こしている多くの例には、自傷や他害という行動上の問題があります。例えば、人の注意を引くのに、肩を叩いている子どもが、何かエキサイトする要因があれば強く「ぶつ」という他害に至ることは容易に想像できます。また、自傷という行為で現れるときもあります。小さな行動上の問題から連続的に、どのようなメカニズムで起きるのか、その行動の要因を状況と関連づけて、みることが大切です。

4つのアプローチ

　本書で取り上げたアプローチは次の4つに整理できます。

> (1) コミュニケーションからのアプローチ　ー望ましい行動への置き換えー
> (2) 環境理解を補完するアプローチ　ー環境を分かりやすくするー
> (3) 理解力に合わせたアプローチ　ー参加できるルールに変えるー
> (4) 複合的アプローチ　ー複数の視点から見直しをするー

(1) コミュニケーションからのアプローチ　ー望ましい行動への置き換え（等価的行動）ー

　コミュニケーションからのアプローチとは、問題行動を、その果たしている機能（要求・拒否・注目）に代わる望ましいコミュニケーション行動に置き換える（等価的行動）ことです。

　例：給食場面でパニックを起こす子どもへのアプローチ
　【事実】給食の時にパニックを起こす。
　【事実の分析・解釈】好きなおかずを食べ終わった頃に何か不満な様子。そこから

パニックに至ることが多い。

　【仮説】おかわりが欲しいという要求機能をパニックという行動で表しているのではないか。

　【働きかけの手がかり】家庭の様子の聞き取りでは、開けられないおかし袋を母親に差し出して開けてと提示行為で要求することはできる。

　【働きかけ】実物（お皿という、視覚的コミュニケーション手段）での要求を教示。

　【結果】おかわりの要求に、空のお皿を提示するようになった。

　【スタッフ・家族との情報共有】家庭でも食事の時におかわりをするように促す。

　【ポイント】おかわりが欲しくてパニックを起こすようなので、同じ機能を果たす望ましい行動（皿の写真カード提示）に置き換えました。

　このように行動上の問題の意志表示の手段としての機能に着目して、より適切な手段に置き換えるアプローチが有効な場合が多くあります。

　場面7：課題の最中に部屋を飛び出すGくん
　場面3：意志を自分から表現できないCくん

　注意！「給食の時おかわりが欲しくてパニックになる」ととらえがちですが、事実としての「給食の時パニックになる」と【仮説】「おかわりが欲しい」を分けて考え、パニック＝おかわりと決めつけないことが大切です。実は「食べたくない」「早く遊びたいから」かもしれません。

(2) 環境理解を補完するアプローチ　－環境を分かりやすくする－

　先の見通しが分からなかったり、その場の行動のルールが分からないために、不適切な行動を取ったり、混乱しパニックに至ることがあります。

　行き先をことばで言ってもピンと来ない、どこに並べばいいかわからない、グラウンドと室内での動き方の違いがわからない、といったわかりにくい状況（非明示的事象）があります。環境を分かりやすく、例えば写真やビニールテープ（並ぶ位置を示す線）などの視覚的手がかりなどを使うなどの工夫をします。特に自閉症スペクトラムの人はイマジネーションの障害により、目に見えない先の予定などの非明示的事象を把握しにくいという特性があります。スケジュールを視覚的に示すなど、見えない

事象を見える物に可視化し、環境を分かりやすくすることが大切です。

　場面11：行きたいお店と違うと泣き叫ぶKくん

【結果の視覚的確認】

　場面5：ゲームオーバーになると泣くEくん

(3) 理解力に合わせたアプローチ　－参加できるルールに変える－

　子どもの理解力を見極めて分かりやすいルールに変えることで、子ども自身で判断して活動できるようになります。

　場面4：椅子取りゲームのルールがわからないDくん

　場面17：なぞなぞのヒントが出せないRさん

「片付け」ということばの理解ができない子どもには、おもちゃの箱を示す→片付けをする→次の予定に移る（お昼、お帰りなど）、とつながりやすいようにします。継続していると、切れ目の行動（おもちゃの片付け）をすることで自分の気持ちを自己調整できるようになり、納得して終われるようになります。

　場面13：遊びをおしまいにできないLちゃん

(4) 複合的アプローチ　－複数の視点から見直しをする－

　お友達を叩いてしまうTくん（場面18）の例で考えてみましょう。

　Tくんは用があるとき先生を叩いていました。先生はTくんが近づいてきたら「Tくん、なーに？　気をつけピッ」と声かけするようにしたところ、自分から気をつけの姿勢をし、先生のことは叩かなくなりました。

　他の子どもの使っているおもちゃを貸して欲しいときにも叩いていたので、先生が「気をつけ。『貸して』は？」と促していたら、叩かずに気をつけをして「かして」というようになりました。「気をつけ」の姿勢が自己調整的な行動になっています。

　また、注意して見ていると、何か欲しくても、遠くから欲しそうに見ているだけで、いつの間にか諦めていることが意外に多いようでした。そのようなとき先生が「車、貸してほしいの？　○○ちゃんにお願いしてみようか」と促して一緒にいくようにしていたところ、離れたところにも要求に行くようになりました。

大きなトラブルになる行動へのアプローチだけではなく、Tくんの例のようにその度に注意するほどではない叩く行動を「気をつけ」とワンステップ入れ自己調整的行動をした上で適切なものにすることと、諦めていた小さな要求を拾い上げ表現するように促すことの両面を行っていくことに留意して関わることが大切です。

　日常的に圧倒的に頻度が多い"小さな"要求や拒否を発信（表現）することができるようになると、叩くといった問題行動自体が減少していきます。そして"大きな"要求や拒否も落ち着いて発信（表現）できることにつながっていきます。

　場面2：急に大きな声で呼ばれてびっくりしたBさん
　場面19：できると思われて支援が充分でなかったYさん

パニック時の対応の注意点　～クールダウンを待つとよい場合～

　パニックが起きたとき、おさえたり声かけをしたりしないで、関わらずに待った方がよい場合があります。

　行きたいお店と違うと泣き叫ぶKくん（場面11）の場合で考えてみましょう。保護者が声をかけていくらだめでも落ち着くどころか、かえってエスカレートして地面にひっくり返ってしまいます。抱き起こそうとすると、保護者を叩き、時には噛みつきます。外出先でパニックを起こすと人目も気になり、早くなんとかしなくてはと保護者も平常心ではいられなくなります。

　Kくんの保護者に、安全を確認したうえで少し離れて、パニックの様子が時間の経過によってどう変化するか観察するように助言しました。すると、もっとも激しい状態は1分間くらいで、その後通常のパニック状態になることが分かりました。そこで、もっとも激しいときは関わらず、クールダウンする時間を設けるとよいことを保護者と確認し、具体的には時計を見て1分間は少し離れたところから見守ることにしました。このようにクールダウンを待つことも大切です。

おわりに

　行動上の問題の把握（評価）では、目立つ行動（顕在的な問題行動）だけでなく、行動に表れない小さな要求や、いやいややっている行動、納得していない行動も含めて潜在的な問題行動も全体的に見ることが必要です。

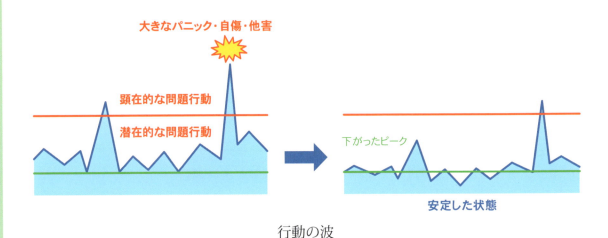

行動の波

　大人も子ども本人も落ち着いて対応できる小さい〜中ぐらいの波を小さくすることから始めます。「行動の波」の図に示したように、ピークの波だけに着目するのではなく、潜在的な波にも注目します。全体に波のピークが下がり穏やかになると、大きな波のピークが下がり、頻度も少なくなります。

❾ 情報を共有するための手立て
－「サポートブック」や「サポートシート」の基本－

　言語発達障害のある人にとって、生活場面が地域や社会へ広がっていくことはとても喜ばしいことです。しかし、初めて接する人も増えるため、コミュニケーションパートナーひとりひとりに、本人のことをあらためて説明し理解してもらうことが必要になってきます。そのための情報共有ツールとして、近年サポートブック（シート・メモ）が広く利用されています。

1.「サポートブック」とは

　本人や家族とコミュニケーションパートナーとの共通理解のために、「サポートブック」という情報共有ツールが役立ちます。「サポートブック」は、「相談支援ファイル」、「サポート手帳（埼玉県）」、「スマイルブック（東京都世田谷区）」など名称は様々です。現在、全国の自治体や諸団体から、項目に沿って書き込むだけで子どもの様子が分かるような様式が提供されています。

　「サポートブック」は、生まれてから現在までの成長の過程や、現在の本人の特性や接し方のコツなど、接する人に知っておいてほしい情報を記したものです。これらの内容を1つのファイルやノートに集めることもできますし、分けて作成することもできます。手書きだけでなく、パソコンを使って記入できるように電子ファイルで提供されているものもあります。

生まれてからこれまでの成長の過程を記録

　乳児期、幼児期、学齢期、思春期などライフステージごとに、成長の過程や所属した機関とそこでの様子、利用したサービスとその内容などを記入していきます。学年があがるときや、状態に変化のあった時には書き加えます。医療機関や療育機関で受けた検査結果、個別支援計画、学校の通知表や個別の指導計画のコピーをはさんでおくだけでも、後にたいへん有用な資料となります。

　進級や進学・就職で所属が変わったときや、医療機関や相談機関を訪れるときなど、必要なときに「サポートブック」を見せてください。「サポートブック」を見せなが

ら話すと理解してもらいやすく、同じことを何度も説明する必要がありません。今までの支援の方法を共有することにより、入園や入学、進級があって生活場面が変わっても、途切れなく、ひとりひとりに合わせた支援を受けることができます。

本人の現在の状況や特性、接し方のコツを記入

　現在の本人の状況について、医療情報、性格や行動の特徴、生活の自立状況（排泄、更衣、食事など）、遊び、好きなこと・苦手なこと、ことばの発達段階やコミュニケーションの方法などを領域別に記入します。本人の興味のあること、一緒に過ごすときに配慮すべきことや、体調が悪くなったときやパニックが起きたときの対処方法など、特に伝えたいことは見つけやすいようにしておきましょう。書きたいことはたくさんありますが、限られた時間内に把握しなければならない読み手のことを考え、大切なポイントは字を大きくしたり色をつける、文字数を少なくする、写真やイラストを活用するなどの工夫があるとよいでしょう。

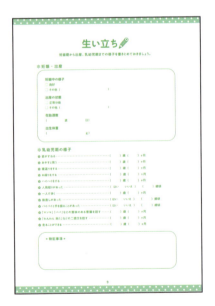 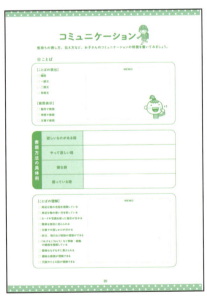

「スマイルブック〜小学生編〜」（東京都世田谷区）より
http://www.city.setagaya.lg.jp/kurashi/103/140/d00146435.html

特に、たまに利用するショートステイやガイドヘルパーなど、担当者に短時間で理解してもらう必要があるときには、A4で1枚程度の紙に、ポイントだけ抜き出した「サポートシート」、あるいはもっと簡便な「お腹の具合が今ひとつ、トイレを2時間に1回くらい促してください」「昨夜見た○○のアニメがとても怖かったようなので、『○○見た？』と聞かないでください」などその日のポイントだけをメモ用紙に書いた「サポートメモ」で伝えるとよいでしょう。

　完璧な「サポートブック」を作ろうと意気込むよりも、できるところ、必要なところから、少しずつ作って実際に活用することをお勧めします。

2.「サポートシート」の例

　　場面別や用途別に、コミュニケーションの方法や配慮のポイントなどを記載した「サポートシート」の例を紹介します。

身ぶりの写真サポートシート

　18歳、男性です。本人をよく知っている人でないと理解できない身ぶりがあるため、身ぶりをしている本人の写真を撮り、語彙シートを作成しました。高等部卒業時に、申し送りの文書とともに保護者に渡し、進路先に伝達しました。

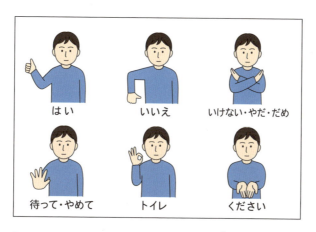

「イエス－ノー」の表現方法を共有

　脳性麻痺の20歳代の女性は、イエスは「瞬きする」、ノーは「目線はそのまま」という方法で意志表示しています。あるとき、「トイレに行きたいですか？」という

質問に、本人は「イエス」と意志表示したつもりでしたが、職員が読み取れず失敗してしまったことがありました。そこで、本人の「イエス－ノー」の方法だけを書いた「サポートシート」を作成し職員間で共有したところ、サインを読み取れる職員が徐々に増えていきました。

「大好きな場所サポートシート」と「パニックへの対応サポートシート」

　Sくん（保護者のインタビューから：P182参照）が小学校高学年のときに、お母さんが作成したサポートシートです。新しい先生やガイドヘルパーとの情報共有に使っています。普段はシステム手帳用のバインダーに綴じてあり、必要なときに必要なページのみ取り外して使用しているそうです。その他、「お出かけルートのシート」（P187参照）など、場面に合わせて作成し使っています。

○ ショッピングモールにお出かけすることが大好きです。とくに好きな場所は… ○ 本屋さん 　最近はコミックのコーナーで、よく立ち読みしています。ほかにもテーマパークのコーナーにもよく行きます。 ○ ゲームコーナー 　3階でふらっといなくなると、大体ゲームコーナーをうろうろしています。やるよりも見ていたい感じです。 ○ 楽器やさん 　楽譜が見たくて行きます。割と長い時間、いろんなものを見たりします。	○ パニックへの対応 ○ ◆激しいパニック ○ 周囲の人が叩かれないように距離をとってあげてください。 　興奮が落ち着くまでは、待っていてあげてください。 ○ ＊パニックにならないように 　指示が重ならないように、事前に予定を伝えるのが一番の予防です。 ○ また、次の行動に移る時は「次は○○だよ」と伝えてあげてください。

3．「サポートブック」を活用しましょう

　このように、コミュニケーションパートナーが「サポートブック」や「サポートシート」を用いて情報を共有し、適切な方法で障害のある人と関わることができると、障害のある人は生活場面が拡大したり変化しても、安心して日々を過ごすことができま

す。さらには、災害時など家族やいつもの支援者が近くにいない非常事態でも、「サポートブック」や「サポートシート」があることで、本人にあった対応を受けられる可能性があります。

　作るときには、1日8時間×週5日接する保育士や作業所職員と、臨時で1回だけのガイドヘルパーなどでは、接する回数や時間・場面が異なるので、サポートブック・シート・簡便な手書きメモなど伝える相手と内容に適した形態と分量を工夫しましょう。

　サポートブック・シート・メモを受け取ったコミュニケーションパートナーは、載っている情報を活用して保護者からの引き継ぎを効率的に行い、本人との活動に活かしましょう。

　最近は、自治体や親の会などで「サポートブック」作成のための講習会やワークショップも開かれています。さあ、「サポートブック」を作って、情報共有に活用しましょう。まずはメモを使って、気軽に始めるとよいです。

保護者のインタビューから

保護者と関係機関との情報交換・共有の例から

　本人の状況に適したよりよい関わりができるよう、保護者と関係機関や支援者がお互いに必要な情報を共有していくことが大切です。本人が困っていることをどのように支援し、自己肯定感をどう育てていくか、専門機関のアドバイスも活かしながら積み重ねをしていく必要があります。

　ここでは、現在中学生になったSくんの保護者の方に、幼児期からのお子さんに合ったコミュニケーション支援の工夫や、どのように情報を蓄積し、支援をつないでいったか、お話を伺いました。

乳幼児期：障害の気付き

―幼児期はどうでしたか？　どこかに相談されましたか？

　小さい頃から自閉症を疑っていました。1歳半健診では「様子をみましょう」とのことでしたが、たまたま大学で自閉症について聴講したことがあって心配だったので、3カ月後に自分から保健センターに電話しました。

―診断はいつごろですか？

　2歳のとき医療センターで知的障害の診断を受けました。4歳で自閉症の診断を受けました。

―療育機関の利用は？

　幼稚園は3年保育で、クラスでは補助の先生を1名プラスしていただけました。幼稚園入園前から利用していた週1回の通園施設での親子教室は、幼稚園入園後も併用しました。その他、民間の機関で、幼稚園年少から年中まで、家庭療育中心の療育指導を受けました。年長の4月～10月の半年間は集中療育を受けました。

Sくんのインタビュー時の様子
特別支援学校中等部に通う1年生です。自閉症、知的障害があります。おとなしく受動的ですが、人が好きです。視覚優位の特徴があります。

～コミュニケーションパートナー間での情報共有のありかた～

―最近ではどんなことを相談しましたか。どのような
アドバイスがありましたか？

　最近は、空いた時間に何もやることがないのでベッドでごろごろしていたときがあり、相談しました。助言を受け、母と子どもの双方のスケジュールを作りました。母が子どもと過ごせるときにやることと、手が離せないときは子どもだけでやることを決めて、細かくスケジューリングしたものを視覚化して実践したらうまくいきました。今ではそのときほど細かくスケジューリングしなくても大丈夫ですが、空いた時間にやることを決めておくことははとても重要だと思います。

> **ワンポイントアドバイス**
> 空いた時間にやることを決めておく。

就学：学校との情報共有と親の会への参加

―どこか親の会には所属されていますか？

　県自閉症協会に小学校特別支援学級1年生のときに入会しました。小学2年のときに協会主催の宿泊親子プログラムに参加し、その後、「ペアレントメンター注1養成講座」にも参加し、現在も活動しています。「サポート手帳注2作成講座」にも参加して、その後サポート手帳も使い始めました。

学校との情報交換・共有連携を働きかける

―今までの経験から、お母さんたちにアドバイスはありますか？

　検査結果などが手元にない保護者が多いようです。渡さない機関も多いので、きちんと要求していくことが大事だと思います。私は、療育手帳取得時の児童相談所での結果を、通常は文書で渡さないということでしたが、申し入れて文書で

> **注1**
> **ペアレント・メンター**
> 発達障害のある子どもを育てる経験した親が、同じ発達障害のある子どもの親に共感的なサポートや情報提供を行う家族支援システム

> **注2**
> **サポート手帳**（情報を共有する手立て：P177参照）

> **ワンポイントアドバイス**
> 検査結果は必ずもらって手元に保存。

もらいました。小学入学時の就学相談票など、保護者が提出してしまう書類も提出前にコピーして保存してあります。

―どんなことに役立ちましたか？

　学校に何を伝えたかが分かったのでよかったです。それ以来、検査などのコピーをとっておいて、サポート手帳に貼付していきました。障害児医療センターが作成した「リハビリテーション実施計画書」もコピーをもらいました。

―お母さんは学校にはよく行きましたか？

　登校班よりも先に学校に行って朝の支度の見守りをしていました。Sは朝の支度に集中せずふらふらしていたので、療育機関の助言で、支度用チェックシートを持っていって、黒板に貼って利用しました。順番に行動しては、チェックをして、終わったら先生に報告するという、支度の一連の行動がシートに書かれています。先生は残念ながらこの方法には興味を示してくれなかったのですが、他の保護者が参考にしてくれました。

> **ワンポイントアドバイス**
> 朝の支度に支度用チェックシートを作成すると本人にわかりやすい。

―学校との連絡はどのようにしていましたか？

　連絡帳や日頃のやりとりだけでは、気になっていてもなんとなく流れてしまうと思ったので、大事なことは別途書面で渡して、また書面で返事をもらうことを心がけています。

　小学校卒業時に、就学相談の書類は通常は書面で出してくれないのですが、「サポート手帳にはさむ」と言ったら、校長を通じてもらうことができました。これは、親の会の保護者から「サポート手帳は県で出しているものだから頼んだらいい」という助言がありました。

> **ワンポイントアドバイス**
> 学校とのやりとりで大事なことは書面で。

療育：専門機関の利用

―検査は？

民間の療育機関でWISC（知能検査）を8歳で初めて取りました。「見る力」があるということで、一部分を見て全体をマッチングする課題などの宿題が出ました。今は年に1回行って助言もらい、宿題を出してもらっています。

―家庭での様子はどのように伝えますか？

近況報告をA4で1枚にまとめて持参します。使っていた教材の写真はサポート手帳に貼ってあるので、今でもこのときはこんなグッズを使っていたなと思い出します。

現在の様子：
就学前から利用していた民間機関は、現在は、年1回程度利用。同じ先生に継続的に助言をいただいています。

中等部：先生との会話で新しい視点をもつ

―学校では？

朝の支度で、着替えることはできるのですがたいへん時間がかかります。どうも床に着替えを置いてやっていたらしく、たまたま担任でない他の先生が「たたんであった机を拡げて、上に着替えを置いたらよかった」と言ってくれたことから、机を出して着替えを置く場所を作ってもらえるようになりました。

お便りのみでは学校の様子が分からないので、9月からは週1回、私が迎えに行くことにしました。玄関で待っていると息子がいろいろな先生に声をかけている様子や、手が空いた先生が「Sくんがこんなことするんですよ」と教えてくれて、担任以外の先生とも子どもとの関わりがよく見えました。着替えのときの工夫も、このときに聞きました。

ワンポイントアドバイス
担任以外の先生からも様子を聞こう。

―学校に出向くのは楽しそうですね。

すごく楽しいですね、この時間は。お迎えが面談の機会になっていると思います。いろんな視点がもてましたし、「あの先生はこんな先生だったの？」と驚くこともありました。参観日は一日中、学校にいて様子を見ています。

―学校の個別の指導計画は？

「声かけで（〇〇させる）」の文言が多かったので、声かけでなく視覚支援を取り入れて欲しいことを付箋に書いて、個別の指導計画の該当箇所に貼って修正をお願いしました。先生は直して渡してくれました。

地域での関わり～余暇

―余暇について聞かせてください。

幼稚園の放課後活動のスイミングに参加していて、慣れ親しんだ場所で、慣れ親しんだ先生や友達と活動しています。今回中学コースを作ってくれたので、引き続きみてもらっています。中学生は毎日来てもいいと言ってくれて、週3〜4回行っています。なので、放課後等デイサービスに行く暇がありません。スイミングの先生には、子ども扱いされていると、ときには不安に思うこともありますが、先生が大好きなのでいいかなと思っています。

サービスの利用

―放課後等デイサービスはあまり行っていないのですか？

小学校のときは週1回くらい通いました。現在は、今やっていることを充実させたいと思っています。あと、通わせたい所がありません。

— ガイドヘルパーの利用は？

月1回最近利用するようになりました。音楽のレッスンや、博物館に出かけるときにお願いしています。最初は近所を30分ぐらい一緒に散歩してもらって慣れさせました。

出かけるときには、ここでなら何分過ごせるかなと考えて行程を決め、どこに行くか決まったらサポートシート[注3]を作ります。

本人の「ここに行きたい」という場所をおおざっぱに決めた後、細かい予定は親が作ります。

注3 お出かけシート

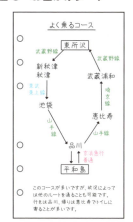

サポートシートの作成と活用

— 場面ごとにサポートシートを手作りしているのですか？

いろいろな場面で手作りをしています。修学旅行や卒業式などのイベントでは必ず作りました。

小学校5、6年のときに卒業式に持たせたサポートシートを、参考までに中学の先生にもお見せしたところ、今年の卒業式では中学の担任が作ってくれました。そのシートを息子は膝において、終わった所に線を引いて参列できました。

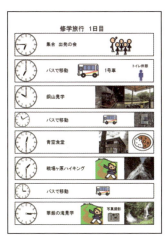

修学旅行のサポートシート

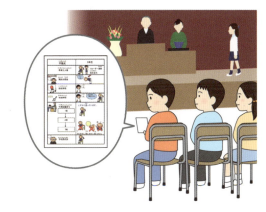

卒業式もサポートシートを見ながら参加

お忙しい中、インタビューにご協力いただきありがとうございました。

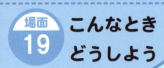

場面 19　こんなときどうしよう　情報を共有

「大丈夫！」って、本当に大丈夫？
－保護者からの引き継ぎは－

面接の場での安定した状態だけを見て、個別的な配慮はしなくても「大丈夫ですよ」と言われてしまった

Yさんは20代男性で自閉症の診断を受けています。
特別支援学校高等部専攻科を卒業し作業所に通所することになり、保護者と一緒に面接を受けることになりました。

＜場面9・12のYさんと同じ＞

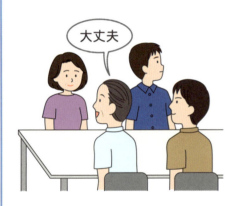
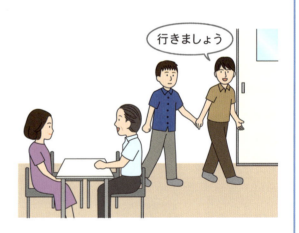

入所前の面接での安定した様子から、作業所側は特別な配慮をしなくても「大丈夫」と判断してしまいました。家庭でも学校でも少しずつ積み上げてやっとできるようになったことを保護者が伝えましたが、それ以上は強く言える雰囲気ではありませんでした。面接時には予告なく突然手を引いて連れて行かれることもあり、通いはじめてそのうちYさんは作業所に行き渋るようになりました。

> 半年後には…
> 通所できなくなり、
> 家から出かけることもできなくなった

> どうしよう

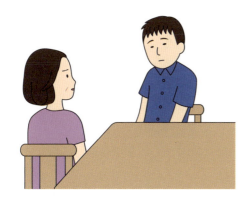
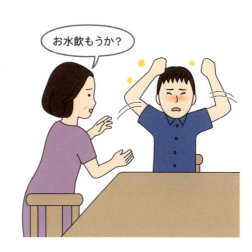

お水飲もうか？

　両親は、Ｙさんが幼いころから、療育機関を利用してきました。家庭でも学校でも助言を活かしながら、視覚支援などの工夫を上手に取り入れて生活してきました。その基盤が、すっかり崩れてしまいました。

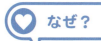 なぜ？

今までＹさんの生活を支えていたＹさんに適した関わりや環境設定の工夫がなくなると、基盤から崩れてしまう

> **その後 こうしたら こうなった**

視覚支援など本人に合わせた対応を もう一度積み重ね直した

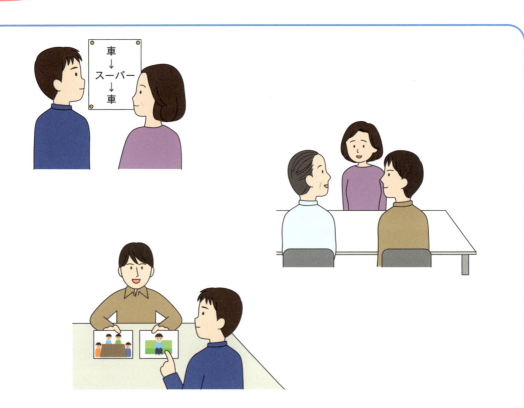

　保護者は作業所に再度面接を申し入れ、これまでの積み重ねについて改めて伝えました。作業所でも本人の意志を確認してくれるようになり、作業する場所も本人が選択できるようにしました。

　もう一度、最初からやり直しとなり、すぐにはすべてが元通りというわけにはいきませんでしたが、徐々に回復し始めました。

💗 **関わりのポイント**

これまで積み重ねてきた工夫や関わり方をしっかり聴き取り活かす

本人の視点で考えてみよう

積み重ねが崩れてしまったのは…

①家庭や以前の利用施設での支援を共有しなかった

入所面接の日、必要な個別的な配慮について保護者から伝え、継続をお願いしましたが、所長と主任は「Yさんなら大丈夫ですよ！」と太鼓判を押しました。家庭から伝えた工夫を取り入れてくれないために、せっかくいろいろな工夫を積み重ねる中で定着してきた安定した生活が崩れてしまうことを、保護者は危惧していました。

②支援が適切でないと、状況を悪くしてしまう

やがて半年ほどで、保護者の危惧が現実のものとなってしまいました。

Yさんは次に何をするのか分からず不安定になり、家から出られなくなり、作業所にも通えなくなってしまいました。家庭でも今までできていたことができなくなり、ちょっとしたことで泣いたり自分の頭を叩いたりするようになってしまいました。

数カ月間、家庭で一からやり直すことで安定を取り戻すことができました。再び通うようになった作業所でも、一からやり直してもらっています（例．活動を予告する、選択させる）。

工夫の積み重ねは、お城の石垣

　小さいころからの積み重ねの上に、いろいろなことがなりたっています。土台がしっかりしていれば、その上に積み重ねていくことができます。

　Yさんの経過を振り返ると、頭を叩くなどの自傷やパニックなど行動上の問題が強い子どもに、幼児期から小中高を通じて保護者と先生や専門家が様々な工夫を積み重ねてきました。現在は、地域のコミュニケーションパートナーとも関係性を築きながら、穏やかに安定した生活を過ごすことができるようになったYさんです。

　例えば、小学生の頃から視覚的手がかりを使って予告を継続し、乗馬の時にはスマートフォンのVOCAを使って苦手な乗馬帽をかぶり（P131参照）、中学生の時には予告用の絵カードを使って大好きなジャムを紅茶に入れてと要求し（場面9：P100参照）、家で出かける時間を落ち着いて待てないときには、タイマーを見せると落ち着いて待つことができました（場面12：P120参照）。

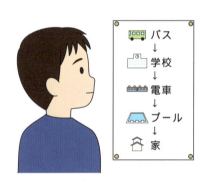

小学生

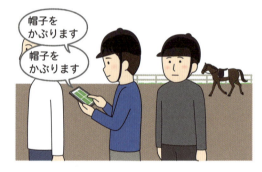

小学生（P131）

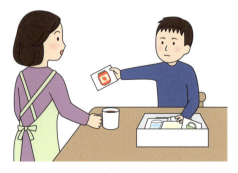

中学生（場面9）

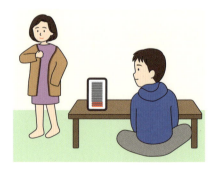

20歳代（場面12）

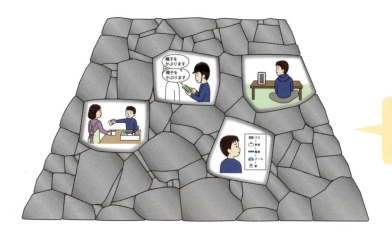

安定した状態は、いろいろな工夫の積み重ねがあってこそなのです

不適切な対応

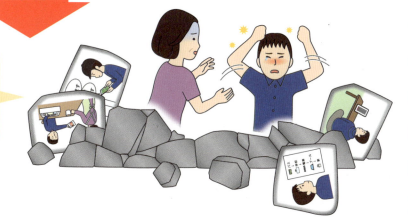

Yさんは、家でも今までできていたこともできなくなり、泣いたり自分の頭を叩いたりするようになってしまいました

立て直し

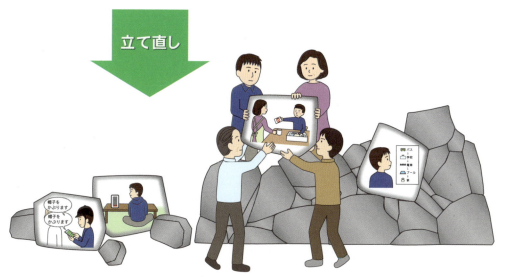

工夫の積み重ねは、お城の石垣のように一つ一つ段階を重ねて築き上げられてきたものなのです。だから立て直すには再び同じように工夫の積み重ねの作業をする必要があります

このような工夫の積み重ねは、例えて言えば家の土台や柱、お城の石垣のように一つ一つ段階を重ねて築き上げられてきたものです。その土台や柱の上に、今、目の前に見えるご本人と保護者がいるのです。
　今見えている状況で安定していてうまくいっているとしても、それは見えていない基盤（土台や柱）がしっかりできているからこそのことだということを認識する必要があります。
　特にライフステージの移行期、すなわち、進級、進学、就労の際には、環境変化により子ども、保護者、進学・就労先のいずれもが混乱し、それまで積み重ねた土台や柱が揺らいだり崩れるリスクが高くなる時期です。
　この土台は幼児期から長い期間の積み重ねを経てできてきたものですが、一度崩れてしまうとなかなか回復は難しいのです。
　Yさんの場合も、イラストの土台という基礎作りがあってこその安定した状況だったのです。Yさん親子と通園施設や学校の先生たちとの幼児期からの長い協働を経て今があります。種々の工夫や環境調整をしてきた経過を踏まえて、成人期の今のYさんを見ると同時に、目には見えにくくなっているこれまで積み重ねた土台を透視して、引き継いでいくことが大切です。

コミュニケーションパートナーの情報の共有とネットワークのために

　幼児期から学齢期、思春期、成人期と成長するに従い、子どもの過ごす環境は、家庭から学校、職場や作業所などへと、大きく変わります。ステージから次のステージにすすむ時には、途切れのない支援の移行が必要です。
　「途切れのない支援」を現実のものとするには、地域での支援の拡がりである「横」のつながりと、次のライフステージへ向けた支援の継続としての「縦」のつながりの両面から考えることが大切です。「横」のつながりには、子どもと保護者を中心に、子どもや保護者と関わる地域のコミュニケーションパートナーや関係機関の情報交換・共有が必要です。
　こうした「横」のつながりを、進級・進学・就労などライフステージの変化にした

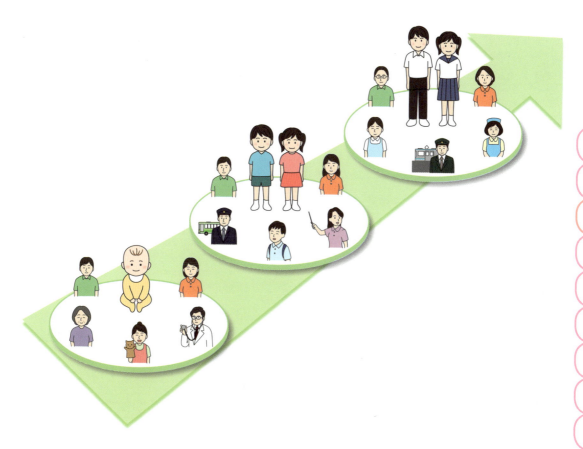

がって、「縦」にもつなげていきましょう。家庭や、前に関わっていた機関から丁寧に情報を聴き取って現在の支援に活かすことは、「縦」の情報共有の一つの方法です。よりスムーズな支援の継続ができるでしょう。

　今現在の「横」とライフステージの「縦」双方の情報共有・連携は本人と保護者を軸に個別支援計画やサポートブックなどのツールも利用しながら培っていけるとよいです。普段のコミュニケーションや面談・引き継ぎ・関係機関連携については、「保護者と関係機関との情報交換・共有の例から」（P182参照）も参考にしてください。
　保護者もスタッフも地域の方々も、みんながコミュニケーションパートナーです。コミュニケーションパートナー間でも相互にコミュニケーションをとり、ネットワークを横―縦に張りめぐらし本人のQOLを向上させていきましょう。

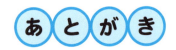

言語発達障害研究会について

　特別非営利活動（NPO）法人言語発達障害研究会は、言語発達障害児者への支援方法やプログラムを普及させることを目的に発足しました。会員は、言語・コミュニケーションへの支援を行う専門家である言語聴覚士を中心に、特別支援教育に携わる教諭、福祉施設の指導員・支援員、保育士、医師、研究者、学生など、様々な職場と職種にわたっています。1984年の発足以来、言語聴覚士や学校教諭などの専門家に向けて教材を開発し提供したり、講習会やセミナーを実施してきました。

　2008年にNPO法人資格を取得し、2009年度からは保護者の方に向けて「家族支援セミナー」、2012年度からは言語発達障害児者に日常的に関わるスタッフの方々に向けて「コミュニケーションパートナー育成支援セミナー」を開催するなど、支援と連携の対象を拡大してきました。

コミュニケーションパートナー育成支援事業

　言語発達障害研究会では、2012年から「コミュニケーションパートナー育成支援セミナー」を実施してきました。2013年には独立行政法人福祉医療機構社会福祉振興助成事業として、コミュニケーションパートナーの実態調査や、本ハンドブックのデモ版を用いたセミナーを開催しました。セミナーでは、発達や障害を理解するための視点や知識、普段から手軽に使える効果的な工夫を呈示し、日常的なコミュニケーションを円滑にまた活性化する手立てをお伝えしました。実態調査からは、コミュニケーションパートナーであるスタッフは、不適切な行動を繰り返す子どもや意志疎通がはかりにくい子どもなどに、どのように対応してよいか困っており、子どもの意図を正確に把握できているか不安に思っていることが分かりました。研修の機会が十分でなかったり、スタッフ間の連携が難しいなどの問題もあることも分かりました。そのため、コミュニケーションの工夫が具体的に書かれたマニュアルやハンドブックへの要望が高いことが明らかになりました[1]。

2014年からのセミナーでは、講義に加えて、参加者間でディスカッションを行い、実際にどのような場面で意志の疎通をはかるのが難しいのか、どのような工夫をしているのかなど、情報交換の時間を設けています。また2014年には、福祉施設への訪問インタビューを行い、さらに具体的な事例を収集しました。

　これらのセミナーや調査、インタビューを経て、今回の実践的なハンドブックの作成につながりました。今後も、本ハンドブックを活用して、コミュニケーションパートナーに向けたセミナーの開催など多様な支援を行っていく予定です。

　言語発達障害研究会の詳しい活動内容や今後の予定は、ホームページをご覧ください。

NPO法人言語発達障害研究会　http://lipss.jp/

---

1) 2013年度独立行政法人福祉医療機構社会福祉振興助成事業　コミュニケーションパートナー育成支援事業報告書、NPO法人言語発達障害研究会、2014.

謝辞

コミュニケーションパートナー育成支援セミナーに参加いただいた皆様、実態調査に協力いただいた言語発達障害研究会会員および児童発達支援関連事業所の皆様、特別支援学校を始めとした学校職員の皆様、インタビュー調査にご協力いただいた福祉事業所の皆様、2013年度のセミナーの実施にあたりご協力いただいた福島県言語聴覚士会会員の皆様に厚く御礼申し上げます。そして私たちが今まで臨床で出会った数多くの言語発達障害児者やご家族の方々に、心より感謝いたします。

平成29年4月

編著者一同

文献一覧

倉井 成子 編　矢口養護学校小学部 著
『＜S－S法＞によることばの遅れとコミュニケーション支援』
2006　明治図書

東川 健・東川 早苗 著
『自閉症スペクトラムの子どもとの家庭でのコミュニケーション
言葉の前の段階から2～3語文レベルまで』
2007　エスコアール

佐竹 恒夫・東川 健 監修
『はじめてみようことばの療育　発達障がいと子育てを考える本』
2010　ミネルヴァ書房

キーワード・索引

キーワード・索引の使い方　―　探す・調べる・つながる・広がる　―

　このキーワード・索引では、五十音順での索引に加えて、関連する項目をキーワードから探すことができるようになっています。

　例えば、「ゲーム」について、五十音順の索引からだけでは見つけにくい、「どんなゲームがいいのかな」「参加しやすいゲームの工夫はないかな」といったことについても、「ゲーム」の項を見れば

```
ゲーム　60,64-67,80,145,174
　ゲームのルール　60,80,174　→ルール
　トランプ　66
　ババ抜き　66
　　　・
　（ゲームの）ルールを工夫　61-62
```

といったように、いろいろな場面や関わり方の工夫を「ゲーム」というキーワードから見ることができます。

　また、「トランプ」を引くと

```
トランプ　66　→ゲーム
```

となっています。「トランプ」から上位項目の「ゲーム」に「→」でつながり、そこからいろいろな知識をひろげることができます。キーワード・索引を活用して、是非支援の充実に繋げていただければと思います。

【凡例】
　→：関連　　　　⇔：反対語、対照語
　＝：同義語　　　**ゴシック体ページ**：定義や重要な項目

あ

相手
 相手との距離　29,**33**,48-49
 相手の視界　29,**33**,48-49
 相手が理解　29-31,**34**,36,48-50,82
朝の会　81　→活動
遊び　**16**,57,63,80,110　→活動
 タカイタカイ　72,75
 身体遊び　16,68
 カルタ遊び　62
 なぞなぞ遊び　23
 絵を描く、お絵描き，描画　63,126,148-150,169
 絵日記　26,149
 DVD　143-145
 遊びのルール　63
後追い　58,**81**-82
 ＝後手の対応　⇔先回り，先手を取る，事前対応

い

イエス－ノー　56,**76**,179-180　→はい－いいえ
行き先　105,111,114,116,173　→活動
 公園　24,43,116,150
 店、スーパー　20,43,112-116,118,151,174-175
 病院　79,116,118,141
 プール　44
 鉄道博物館　106,111
意志　13,26,36,51,**53-57**,71-72,76,84,92-98,
 101,105,110-111,126,129,173,179-180,190
 意志表現，意志表示　13,26,71,76,92,101,111,173,
  179-180
 意志を確認（するための工夫）　53-**56**,57,84,95,190
 はい－いいえの意志　92
 イヤだと言えない　54
 活動を選ぶ　56,58,191
 自発的に行動できる　81,105
椅子取りゲーム　60,80,174　→ゲーム
1歳半健診　182

う

ヴォカ（VOCA）　75-76,78,89-91,**129-133**,157,192
 → VOCA

え

絵　128
 絵を描く、お絵描き、描画　63,126,148,150,169
 →遊び
 ぬり絵　139
えーえーしー（AAC）　4,75-76,89,**129**-130,132,157
 → AAC　→ VOCA
絵カード　13,**18**,26,34,47,62,102,**105**,118,**128**,130,
 132-133,141,159-162,192
 →カード　→視覚的手がかり
絵記号　75,105,**128**　→視覚的手がかり
絵日記　26,149　→遊び
援助要求，援助要請　89,**91**　→要求
 ヘルプの要求　91
 「わからない」「手伝って」カード　87,91

お

お絵描き　63,126,148,169　→絵を描く
大雪　45　→急な予定の変更
おかわりの要求　15,76-78,173　→要求
 おかわりする菓子の選択　77　→選択
おしまい　124,**136-138**,141,142,145,174
 →終わり・おしまい
おもちゃ　21,25,70-71,72,78-79,137,141,
 142-143,174　＝玩具
親の会　181,183-184
終わり・おしまい　124,136-138,**140**-142
 145,155,174
 楽しいことが待っている、楽しみなことで予告する
  143
 終わりのためのウォーミングアップ　138
 自分でおしまい　137,141　→自分で
 納得して活動をおしまい　137　→納得
音形　27
音声　29,34,70-71,75,78,84,93,118,**128**-132
 →ことば（音声）
音声出力会話補助装置（VOCA）　75-76,78,89-91,
 129-133,157,192　→ VOCA

か

カード　25,53-54,63,66,81,84,91,140
　写真カード　50,57,70,76-77,129,173
　絵カード　13,**18**,26,34,47,62,102,**105**,118,**128**,130,132-133,141,159-162,192
　ロゴカード　115
　文字カード　87,139
　要求用カード　103
　予告（用）カード　100-105,192
　特別カード（スペシャル選択カード）　103
　「わからない」「手伝って」カード　87,91
　カードの使い方や管理の工夫　103
買い物　26,43,112,115-116　→活動
快・不快の感情　95　→はい-いいえ
外出　14,84,103,106,109,112,120,175　→活動
ガイドヘルパー　2-3,84,106,120-121,179-181,187
会計伝票　141
学童保育　60
菓子　76-78,118　→選択
可視化　**105**,174
片付け　**15**,25,35,136-139,141,174　→活動
　片付け用の箱　137
課題　86-87,123,140,173,185　→作業課題
　課題ができない　86
価値観　**67**,107,110
勝ち負け　66-67　→こだわり
活動　14-**15**,17,44,51-54,56-58,67,72,80-82,91,104,120,123,137-138,140,144,155,157,168-170,191
　支度　44,**184**-185
　片付け　**15**,25,35,136-139,141,174
　ゴミ捨て　15
　着替え　185
　昼寝　166-169
　入浴、風呂　145
　料理　150
　外出　14,84,103,106,109,112,120,150,175
　散歩　20,141,151,187
　公園　24,43,116,150　→行き先
　買い物　26,43,112,115-116
　店、スーパー　20,43,112-116,118,151,174-175
　　→行き先
　遊び　**16**,57,63,80,110
　　製作（のり）　55

朝の会　81
給食　172-173
作業　28,46-48,89-90,123,131,153,167,169,190
休憩時間　55,145,153
スポーツ　53
プール　44　→行き先
乗馬　131,192
鉄道博物館　106,111　→行き先
活動の順番　14
活動を選ぶ　56,58
構え　13,**71**,75,**128**　→予期的構え
カルタ遊び　62　→遊び
カレンダー　43,45,114,117,151　→視覚的手がかり
環境　58,69,72,76,172-174,189,194
　環境設定　76,189
　環境設定の工夫　189
　要求が出やすい環境　69,72
　問題となる行動を起こさない環境　58
　環境理解を補完するアプローチ
　　－環境を分かりやすくする　172-173
玩具　141,145　＝おもちゃ
感情表現　99
関心　14,16,22,26,71,107,133,149-151,157,169
　→興味・関心
感覚刺激に対する過敏さ　55,109

き

擬音　18
儀式的な行動（ルーティン）　141
　→ルーティンな行動
キッチンタイマー　124　→タイマー
決まり文句　141　→ルーティンな行動
気持ち　20-25,28,57,72,79,88,91,95,98-99,139-140,143,174
　相手の気持ちの理解　24
　気持ちを（の）表現　24,72,91,98-99
　「気持ち」の透明ボード　99
　→コミュニケーションボード
　気持ちを代弁　24-25,91,139
　気持ちの（を）切り替え　21,79,143
　気持ちを表に出しにくく誤解されやすい子ども　72
急な予定の変更（台風・大雪・地震・災害）　45
　→予定
給食　172-173　→活動

休憩時間　55,145,153　→活動
拒否　13-17,19,21,29,66-67,72,**126**-127,172,175
　→コミュニケーション機能
　"小さな"要求や拒否　175-176
　イヤだと言えない　54
興味・関心　22,107,133,**149**,157
　話題が限られている　152　→話題
　興味・関心を尊重する　110
　まわりが発想を変える　110
気をつけ　74,174-175
　→決まり文句　→行動による自己調整

く

空間の整理（遊びコーナーや着替えコーナー）　170
クールダウン　175
クレーン現象　68,**71**,128　→ハンドリング

け

ゲーム　60,64-67,80,145,174
　ゲームのルール　**60**,80,174　→ルール
　トランプ　66
　ババ抜き　66
　黒ひげ危機一発　62
　椅子取りゲーム　60,80,174
　なぞなぞ　23,158,160-162,174
　コンピューター（の）ゲーム　64
　ゲームオーバー　64-65,174
　参加できるように（ゲームの）ルールを変える
　　61-62,80
　（ゲームの）ルールを工夫　61-62
言語聴覚士　2,**3**,4,133　＝ST
言語発達障害　2-4,26,177

こ

コイン入れ　123　→作業課題
高校、高等部　139,150,158,179,188
行動による自己調整　141
　行動して納得する　**141**,155　→自己調整（機能）
　気をつけ　74,174-175
工程表　140
公園　24,43,116,150　→行き先　→活動
行動（の）コントロール　22,25
行動の波　176
行動のルール　141,173　→ルール

声
　声の大きさ　29,31,35,48-51
　声のトーン　29-31,35,48-50
　声の速さ　29-31,35,48-50
声かけ　29-33,35,37,46-50,82,85,116,142,
　167-169,174-175,186
　事前の声かけ　167
　声かけのタイミング　29-**32**,48-49,82
　場面によって適切な声かけ　85
　声かけで混乱　46
こだわり　67,110,148
　興味にこだわり　110
　勝ち負けへのこだわり　66-67
後手の対応　81
　＝後追い　⇔先回り，先手を取る，事前対応
ことば
　ことば（音声）　34,70-71,84,93,**128**-129,132
　ことばの（理解の）発達段階　12-**13**,34,50,133
　ことばを理解していない（段階）　12-**13**,17,19
　ことばの受信（理解）　13,71,94,98,114,139,174
　⇔ことばの発信（表現）
　話しことば　128
　ことばの発信（表現）　78　⇔ことばの受信（理解）
　ことばのかけ方　18,20,22
　ことばの選び方　29,**35**,50-51
　ことばが不明瞭　27,89
　ことばが遅い　4
個別支援計画、個別の指導計画　177,186,195
ゴミ捨て　15　→活動
コミュニケーション　12-13,25,84,163,172
　コミュニケーション手段　29,34,50,75,**128**,173
　コミュニケーション機能　22,71,**126**-127,133
　コミュニケーション機能チェックリスト　127
　コミュニケーションチェック10ポイント
　　28-30,32,37,48-49,74,82
　開始のタイミング　29,32,48
　コミュニケーションボード　84,**98-99**,157
　　→AAC
　コミュニケーションパートナー　2-4,37,172,177,
　　180-181,183,192,**194-195**

さ

災害　181　→急な予定の変更
作業課題　123

作業　28,46-48,89-90,123,131,153,167,169,190
　　コイン入れ　123
　　ペグさし　32,123
作業所　45-46,106,120,181,188,190-191,194
先回り　82,169-170　＝先手を取る，事前対応
　　⇔後手の対応，後追い
サポートブック　177,179-181,183,195
　　サポートシート　177,179-181,187
　　サポート手帳　177,183-185
　　サポートメモ　177,179,181
皿　15,77,173　→提示行為　→要求
3語文以上が分かるようになった段階　13,19,**22**
3語連鎖　13,22
散歩　20,141,151,187　→活動

し

ジェスチャー　70　＝身ぶり
視覚（的）支援　**105**,141,157,186,189-190
　　視覚的支援の意義　141
　　視覚的支援(絵カード)での「予告と要求」の考え方　105
視覚障害　157
視覚的手がかり　42,53,**77**,80,**113-114**,173,192
　　実物　**18**,41-44,56,76-78,**92**-95,116,133,137,173
　　絵（カード）　13,17-**18**,23,26,34,47,51,58,62,71,75,98-99,102,**105**,114,116-118,**128**-133,141,149-151,159,162,169,192
　　絵記号　75,105,**128**
　　写真（カード）　18,26,34,42,50,55-57,70-71,76-78,81,95,98,105,113,116-**118**,**128**-131,143-144,149,169,173,178-179
　　身ぶり（ジェスチャー）　13,15-16,**18**-19,29,34,50,69-71,74-75,90,113,**128**-129,132-133,179
　　ロゴ　**113**,115-116,**118**
　　文字（カード）　29,45,71,87,114,**128**,139,149-150,155,160
　　スケジュール　43,57,81,89,**104**-105,111,114-115,139-141,152,173,183
　　カレンダー　43,45,114,**117**,151
　　時間割　114,117
　　視覚的手がかりの段階的変化　77
視覚的手段　105,118,149
思考　126
自己の行動（の）コントロール　22,25

自己肯定感　**91**,162,182
自己調整（機能）　79,**126**,141,155,174-175
　　→コミュニケーション機能
　　行動による自己調整（機能）　141
自傷　72,172,192
静かに伝える　51
事前対応　170　＝先回り　⇔後追い
視線の共有　13
支度　44,**184**-185　→活動　→予告
質問　19-**20**,22-24,41,44-45,52,54,56,96,110,127,152-153,155-157,180　→コミュニケーション機能
　　質問と応答　20,22,24
　　質問を繰り返す　152,155-156
実物　**18**,41-44,56,76-78,**92**-95,116,133,137,173
　　→視覚的手がかり　→予告
視点や発想を変える　110
自発
　　自発性　**74**,80
　　自発的　17-**18**,71,74-75,81,**105**,132
　　自発話　148
自分で
　　自分で確認　41,65
　　自分で選ぶ　57,84,104,111
　　自分で行動して納得する　141,155
　　納得して自分で動ける　47
　　自分で行動のルールを決める　141
　　自分でおしまい　137,141
　　自分で納得して終える　**140**,155
事物の基礎概念　13
事物の記号　13,17
社会的参照　**13**
写真（カード）　**18**,26,34,42,50,55-57,70-71,76-78,81,95,98,105,113,116-**118**,**128**,131,143-144,149,169,173,178-179　→カード
　　→視覚的手がかり
社会的ルール　58　→ルール
終了ボックス　140　＝フィニッシュボックス
順番　14,21,62,131,184
　　活動の順番　14　→生活の流れ
　　順番（やルール）が分からない　62
　　順番を待てない　21
受信（理解）　26,78-79　⇔発信（表現）
　　→ことばの受信（理解）
就学相談票　184
巡回相談　166,168,170

小学校　52,55,60,64,96-97,180,183-184,186-187
情報交換・情報共有　145,173,177,180-181,
　　182-183,194-195
　　家族と情報共有　145
　　学校との情報交換　183
　　コミュニケーションパートナーの情報の共有　194
　　横と縦の情報共有・連携　195
衝動的な行動　169
乗馬　131,192　→活動
ショートステイ　3,85,145,157,179
上位語　22
身体遊び　16,68　→遊び

す

スイッチ　130
推論　126　→コミュニケーション機能
スーパー　43,118,151　→行き先　→活動
スーパートーカー　89-90,129,131　→VOCA
好き嫌い、好きー嫌い　53-57　→はいーいいえ
スケジュール　43,57,81,89,104-105,111,114-115,
　　139-141,152,173,183　→視覚的手がかり　→予定
　　スケジュール表　43,81,139
ストップマーク　53-54,56　⇔ニコニコマーク
　　→はいーいいえ
砂時計　79,124,140-141　→タイマー　→時計
スペシャル選択カード　103　＝特別カード
　　→カード　→選択
スポーツ　53　→活動
　　サッカー　52-53
　　マラソン　63,157
スマートフォン　26,122,124,129,131,192

せ

生活の質　2,4,105　＝QOL
成功体験　91,132,163
生活の流れ　14,17
説明能力　22-23
折衷案　105,111
選択　24,53,77,104,111,190-191
　　選択する　53,104,190-191
　　選択肢　24,111
　　おかわりする菓子の選択　77
　　選択できる活動　104
　　特別カード（スペシャル選択カード）　103

先手を取る（後追いを避ける）　81-82
　　＝先回り，事前対応　⇔後手の対応，後追い

そ

相談　53,57,91,105,111,133,161
　　→提案と相談
そっと　15-16,167

た

タイマー　121-122,**124**,192
　　キッチンタイマー　124
　　砂時計　79,124,140-141
　　タイムタイマー　124
　　時計アプリ、時計ソフト　124
　　トーキングエイド for iPad タイマー　121
対人（機能）・注意喚起　**126**-127
　　→コミュニケーション機能　→注意喚起
台風　45　→急な予定の変更
他害　72,172
タカイタカイ　72,75　→遊び
妥協点（折衷案）　105
叩く　46,145,166-169,174-175,191-192
だだこね　19,21
「縦」のつながり　194　→横と縦の情報共有・連携
縦への上昇　162　→横への拡大・縦への上昇
タブレット端末　129
単語が分かるようになった段階　13,**17**

ち

中断　21,139
注意喚起　14-17,19-20,**126**-127
　　→コミュニケーション機能
中学校、中学部、中等部　117,182,185-186
ちょうだい　15-16,20-21,23,70-71,74,126,129
　　→身ぶり　→要求

つ

通園　26,44,118,123,182,194
　　通園バス　26,118,123

て

定型発達　12-13,17,19,22
提示行為　71,77,**128**,173
　　皿の提示行為による要求　15,77,173　→要求

定着　44,116,**162**,191
提案と相談　**111**
手がかり　42,53,**77**,80,**113-114**,118,124,137,140,
　　162,173,192　→視覚的手がかり
　　子どもに分かる手がかり　118
手書きの運行表　123　→通園バス
手描きメモ，手書きメモ　43,181
手差し　128
「手伝って」カード　87　→援助要求
テレビ番組　45,152-154
手を引っ張る　13,19,109,112,**128**　→ハンドリング
電気を消す　141
電車　107,110,143-144,151

と

等価的行動　168-169,**172**
統語方略　13,22
透明ボード　98-99　→コミュニケーションボード
トーキングエイド for iPad　129　→ VOCA
トーキングエイド for iPad タイマー　121
動画　157
途切れのない支援　178,194
特別カード　103　＝スペシャル選択カード
　　→カード　→選択
特別支援学校　117,139,142,158,182,188
時計　79,122,124,140-141,175　→タイマー
　　砂時計　79,124,140-141
　　時計アプリ、時計ソフト　124
止まって待つ　**74**-75,78,80-83　→待つ
トランジションエリア（移行場所）　81
トランプ　66　→ゲーム

な

なぞなぞ　23,158,160-162,174　→ゲーム
納得　29,**36**,40-41,43,45,47,51,58,65,114-115,
　　136-**141**,155,174,176
　　→「理解する」－「納得する」－「腑に落ちる」
　　納得して活動をおしまい　137
　　納得して終わりにするルーティンな活動　155
　　　　→ルーティンな行動
　　納得のポイント　139

に

2語文が分かるようになった段階　13,**19**
2語連鎖　13,19

ニコニコマーク　53-54,**56**　⇔ストップマーク
　　→はい－いいえ
入所施設、入所支援施設　89,131,152
入浴　145　→活動

ぬ

ぬり絵　139　→絵を描く

ね

「ねぇ、きいて。」　129,131　→ VOCA

の

脳性麻痺　27,157,179
残り時間　121-122,124　→タイマー
のり（製作）　55　→活動

は

はい－いいえ　56,92,**95**-**97**
　　イエス－ノー　56,**76**,179-180
　　好き嫌い、好き－嫌い　53-57
　　○×　45,54,**56**
　　ニコニコマークとストップマーク　53-54,**56**
　　快・不快の感情　95
　　やりたい－やりたくない　53,**56**,95
　　はい－いいえが確実にできる段階　96
バス　26,118,123　→通園バス
発音　18,23,**27**,84,163
発信（表現）　26,75,78,175
　　⇔受信（理解）
発想を変える　**110**
発達支援センター　2
発達段階　4,**12-13**,22,26,34,50,56,110,133,178
パニック　3,28,45,47,52,55,65,67,72,136,145,158,
　　172-173,175,178,180,192
ババ抜き　66　→ゲーム
ハンドリング　13,19,68,**71**,128　→要求

ひ

東日本大震災（地震）　45　→急な予定の変更
ビデオ　110
ビッグマック　129-130　→ VOCA
非日常的な場面でのコミュニケーション　45
　　→急な予定の変更
非明示的事象　173

表現　18-**19**,21-26,57,71-**72**,74-76,78,
　87-88,91,96-99,105,111-112,116-117,129,139,
　173,175,179
　　ことばの発信（表現）　78
表情　72,76,**93**,95,97,140-141,157
描画　148,150　→絵を描く
病院　79,116,118,141　→行き先
昼寝　166-169　→活動
ヒント　158-161,174

ふ

フィードバック　29-30,**36-37**,48,50,74
　　結果のフィードバック　29,**36**,50,74
　　接し方をフィードバック　37
フィニッシュボックス　81　＝終了ボックス
プール　44　→行き先　→活動
腑に落ちる　29,**140**-141
　→「理解する」－「納得する」－「腑に落ちる」
風呂　145　→活動

へ

ペアレントメンター　183
ペグさし　32,123　→作業課題
ヘルプの要求　91　→援助要求

ほ

保育園、保育所　2,40-43,45,57,68,78,109,136,
　140-141,148,166,
報告　17,19-20,22-23,89,90,**126**-127,131,150,157,
　163,167,169,184　→コミュニケーション機能
放課後等デイサービス　2-3,43,52,123,139,142,158,
　186
ボカ（VOCA）　75-76,78,89-91,**129-133**,157,192
　→VOCA

ま

マグネット　167,169
負ける経験　67
待ち時間　121,123
待つ　32,69,**74**-83,86,93,96,175
　⇔先手を取る（後追いを避ける）
　　止まって待つ　**74**-75,78,80-83
　　待ち過ぎる　82
まね　151,163
マラソン　63,157　→スポーツ

○×　45,54,**56**　→はい－いいえ

み

店　20,112-116,118,174-175
　→行き先　→活動
見通し　**26**,41,44,57,111,121,123,129,**142**-143,
　173
身ぶり　13,15-16,**18**-19,29,34,50,69-71,74-75,90,
　113,**128**-129,132-133,179　＝ジェスチャー
　→視覚的手がかり
　身ぶりで要求　**69**-70,129　→要求
　ちょうだいの身ぶり　**15**-16,70-71,129

も

文字（カード）　29,45,71,87,114,**128**,139,
　149-150,155,160　→カード　→視覚的手がかり
物の名前が理解できる段階　17
問題行動　172,175-176
　顕在的な問題行動　176
　潜在的な問題行動　176

や

やりたい－やりたくない　**53**,56,95　→はい－いいえ

よ

要求　13-17,19-20,22-23,57,**68-72**,74-78,91,
　101-103,105,109,111-112,**126**-127,129,131,
　133,150,152,157,172-176,192
　→コミュニケーション機能
　ハンドリング　13,19,68,**71**,128
　おかわりの要求　15,76-78,173
　皿の提示行為による要求　15,77,173
　身ぶりで要求　**69**-70,129
　ちょうだい　**15**-16,20-21,23,70-71,74,126,129
　要求用カード　103　→カード
　援助要求，援助要請　89,**91**
　ヘルプの要求　91
　"小さな"要求や拒否　175-176
　要求が出やすい環境　69,72
　要求行動が出にくい子ども　71
　「予告と要求」の考え方　105
　予告と要求が混乱　102,105
幼稚園　2,141,182,186
幼児語　15,18
余暇　57-**58**,110,186　＝レクリエーション

予期的構え　71,75,**128**
予告　35,**41**,43-44,45,**57**,78,100-**105**,111,113-118,
　　122,141,143,145,188,191-192
　　実物で予告　41,78
　　ロゴ　**113**,115-116,**118**
　　予告（用）カード　100-105,192
　　子どもに分かる手がかり　118
　　支度が予告に　44
　　楽しみなことで予告　143
　　予告を定着　116
　　「予告と要求」の考え方　105
　　予告と要求が混乱　102,105
　　予告しなくても分かっているという場合　118
横と縦の情報共有・連携　195
「横」のつながり　194　→横と縦の情報共有・連携
横への拡大・縦への上昇　**162**
予定　40-42,**43**,44-45,57,78,100,114,117,123,141,
　　145,155,173-174,187
　　スケジュール　**43**,57,81,89,**104**-105,111,114-115,
　　　139-141,152,173,183
　　呈示の工夫　43
　　ルーティンな予定　44　→ルーティン
　　直前になって予定を伝える　44
　　予定が気になって　40
　　予定を何度も確認　78
　　次の予定がわかっても　57
　　急な予定の変更（台風・大雪・地震・災害）　45

ら
ライフステージ　105,177,194-195
"楽"　**107**,163

り
理解　3,12-13,17-20,22,24-26,29,34,36,42,44-45,
　　50-51,57,60-61,63,71,74,78-79,82,89,92-94,96,98,
　　100,105,108,110,112,114-118,124,129-130,
　　139-141,144,157,163,174
　　（ことばの）受信（理解）　26,78-79
　　ことばの理解　71,94,98,114,139,174
　　ことばの（理解の）発達段階　12-13,34,50
　　理解力　63,172,174
　　環境理解　172-173
　　理解の促しの工夫　18,117,173
　　「理解する」－「納得する」－「腑に落ちる」
　　　140-141

離席　81-82
療育センター　68
料理　150　→活動

る
ルーティン　44,**141**,155
　　ルーティンな予定　44
　　ルーティンな行動　**141**,155
　　　→行動による自己調整
ルール　58,**60-63**,66,80,141,168-170,172-174
　　ゲームのルール　60,80,174
　　行動のルール　141,173
　　社会的ルール　58

れ
レクリエーション　160　＝余暇
レスパイト　2
連絡ノート、連絡帳　145,157,184

ろ
ロゴ　**113**,115-116,**118**
　　→視覚的手がかり　→予告

わ
「わからない」カード　87　→援助要求
分かる　13,17-19,22,115,**118**,140-141
　　→「理解する」－「納得する」－「腑に落ちる」
話題　26,99,**148**,150,152,**155**-157
　　話題の拡大　**26**,155
　　話題が限られている　152
　　話題が拡がらない　148
　　話題の切り替え　155
　　話題の宝庫　157
　　話題シート　157

A
AAC（Augmentative and Alternative Communication,
拡大・代替コミュニケーション）
　　4,75-76,89,**129**-130,132,157

D
DVD　143-145　→遊び

I
iPod touch　133,157

P

pause and wait　74　→止まって待つ

Q

QOL　2,4,105,195　＝生活の質

S

ST　3　＝言語聴覚士

V

VOCA（音声出力会話補助装置）　75-76,78,89-91,
　129-133,157,192
　VOCA（AAC）の導入・使用　76
　ビッグマック　129-130
　スーパートーカー　89-90,129,131
　トーキングエイド for iPad　129
　「ねぇ、きいて。」　129,131

これが知りたい・こんなことに困っていたら

　コミュニケーションのどんなところに困っていますか？　実際の場面の例やコラムの関係のある箇所をまとめて読むことで、関わりについてより理解しやすくなります。

どうしたいのか本人の意志がわからない

場面 6　　場面 7　　場面 8　　場面 10

コラム 1　　コラム 8　　コラム 10

パニックを起こしたり、こだわりが強くて関わりがうまくいかない

場面 2　　場面 3　　場面 5　　場面 7　　場面 11　　場面 13　　場面 14

コラム 8

遊びのルールが分からない、ルールが分かっても勝ち負けにこだわってしまう

場面 4　　場面 5

予告をしたり先の見通しを示しているのになかなか分かってもらえない

場面 1　　場面 11　　場面 12　　場面 14

コラム 2　　コラム 3　　コラム 4　　コラム 11～コラム 16

機器やソフトを上手に取り入れたいけどどんなのがいいのかわからない

場面 8　　場面 12

コミュニケーション支援の基本 3

コラム 17

こちらの言っていることは分かっているようなのに、その通りしてくれない

場面9　　場面11　　場面12　　場面13

コラム12　　コラム13　　コラム14　　コラム15　　コラム16

本人の好きなことやこだわりも大切にしたいがもう少しコミュニケーション力をつけてあげたい

場面3　　場面10　　場面15　　場面16　　場面18

コラム5　　コラム7　　コラム9　　コラム11　　コラム17　　コラム18

もっといい言い方や関わり方があるかもしれない

コミュニケーション支援の基本1〜4

場面2　　場面10　　場面19

コラム5　　コラム8　　コラム10　　コラム11　　コラム19

発達障害のある人とのコミュニケーションに役立つ

コミュニケーションパートナーハンドブック

2017年5月25日　初版第1刷　発行

編　著　　佐竹恒夫・倉井成子・東江浩美
構成・編集　大岡千恵子
協　力　　NPO法人言語発達障害研究会
発行者　　鈴木弘二
発行所　　株式会社エスコアール　　千葉県木更津市畑沢2-36-3
電　話　　販売　0438-30-3090　FAX　0438-30-3091
　　　　　編集　0438-30-3092
　　　　　URL　http://escor.co.jp
印刷所　　株式会社わかば

©佐竹恒夫・倉井成子・東江浩美・大岡千恵子　2017　ISBN978-4-900851-85-6
落丁・乱丁本はエスコアールにてお取り替えいたします。
内容の一部または全てを許可無く複製・転載することを禁止します。